백세까지 총명하게

뇌 건강 인지예술치료

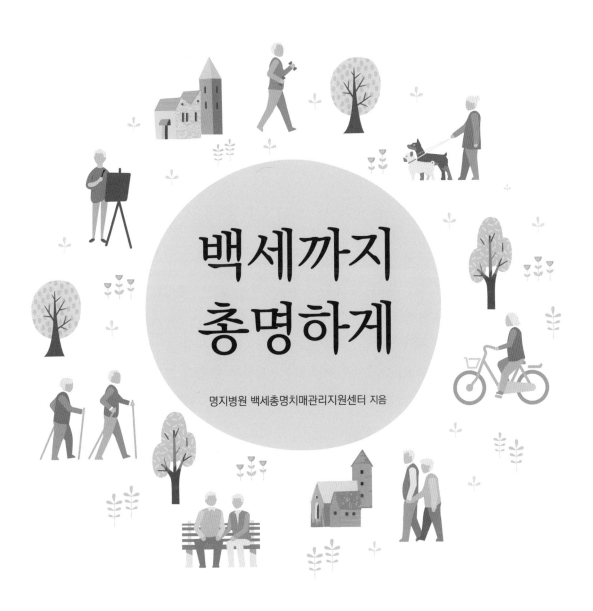

백세까지
총명하게

명지병원 백세총명치매관리지원센터 지음

힐링앤북

한국은 노인 인구가 크게 증가하여 어느덧 고령사회로 접어들었다. 이에 따라 의료와 복지 측면에서 대대적인 패러다임 전환이 필요하다는 논의가 무성하다. 그러나 논의를 뒷받침할 현장의 실천적 변화는 더디고 노하우는 매우 일천하게 축적되어 있다. 특히 의료기관의 경우 지역사회 중심의 '새로운 건강 관리자 역할'을 하고 의료 영역부터 복지 영역에 이르는 전 주기적인 서비스를 관통하는 '통합적 조정자 기능'을 발휘하는 쪽으로 바뀌어야 하지만 한국의 병원들은 아직도 급성기 치료의 협소한 패러다임에 스스로를 가두고 있다.

분만 아니라 요양병원과 요양원 등 노인 의료의 후방을 담당하는 기관들은 서로 간의 기능 정립과 분담이 미흡하여 환자를 돌보는 영역이 혼재되어 있고, 협력과 조절 기능도 찾아보기 힘들다. 환자(수용자) 입장에서 볼 때 통합적이고 포괄적인 노인 의료-복지 서비스가 전무하다고 해도 과언이 아니다.

치매 치료와 관리의 영역도 갈 길이 멀다. 특히 현장에서 축적한 경험과 노하우를 바탕으로 한국적 치매 관리 모형을 제대로 정립하려면 많은 노력이 필요하다. 여러 현장에서 쌓은 개별적 경험과 노하우를 표준화하고 이를 통합적 모델로 제시할 리더십이 절실한 상황이다.

문재인 정부가 '치매국가책임제'라는 구호를 제시하며 치매에 대한 관심을 높이고 대대적으로 투자하는 현상은 뒤늦은 감이 있지만 다행스러운 일이다. 하지만 치매 관리 정책이 포괄적인 노인 의료 복지 정책과 따로 떨어져서 나아가면 선순환적으로 발전하기는커녕 제자리를 맴돌기 쉽다. 정부에서는 조기 치매 환자를 선별 관리할 지역 단위 치매안심센터 건립 외에는 다른 의료기관들의 포괄적 기능을 정립하려는 논의가 전무한데, 바로 이것이 우려되는 부분이다.

2012년 명지병원은 '고령사회에 즈음하여 의료기관의 새로운 역할 정립을 선도한다'는 미래 전략의 일환으로 치매 사업을 가장 중요한 어젠다로 선정하고 이에 관한 10년 로드맵을 선언했다. 이후 6년의 세월이 흘러 장기 계획의 중간 지점을 넘어선 지금 우리는 큰 자부심을 느끼고 있다.

대학병원과 지역 거점 종합병원, 노인요양병원, 요양원, 지역사회 케어 시스템 및 보건소, 공공기관을 아우르는 포괄적이고 통합적인 치매 관리 모델과 거버넌스 체계를 선구적으로 자체의 시스템으로 구축했기 때문이다. 또한 '백세총명'이라는 독자적 브랜드로 치매 사업의 통일성을 확보하고 일관된 사업 모델을 개발하고 있으며, 환자에 대한 광범한 자료를 구축하고 치매 관리와 치료를 넘어서서 치매 로봇, 유전자 분석에 기반한 치매 진단 키트, 치매 치료제 개발에 이르는 연구개발 인프라를 갖추게 되었다. 명지병원 산하의 청풍호노인사랑병원은 가장 선도적인 치매거점병원이자 데이케어 센터의 모델이 되었다. 2016년부터는 경기도광역치매센터를 명지병원이 수탁하여 백세총명학교 프로그램과 사업 전형을 전국에 확산하고 있다. 앞으로 명지병원 그룹이 치매 분야에서 가장 선도적인 의료기관으로 자리 잡고 독보적인 리더십을 발휘할 것이라고 확신한다.

이 책은 지난 6년간의 사업 경험을 중간 정리하는 차원에서 기획되었다. 이 작업을 이끌어온 이소영 예술치유센터장과 이지희 공공보건의료사업단 팀장의 수고와 헌신에 진심으로 감사의 마음을 전하고 칭찬을 보낸다. 뿐만 아니라 명지병원 본원과 제천 분원의 치매센터 및 공공보건의료사업단, 백세총명학교, 예술치유센터, 제천시립 청풍호노인사랑병원과 뇌건강증진센터, 명지병원 노인의학센터와 경기북서부권역 노인의료복지네트워크, 인천사랑병원 노인의학센터와 인천광역 노인의료복지네트워크, 경기도광역치매센터, 인천사랑노인요양원, 해송노인요양원 등 모든 산하 관계 기관 종사자와 임직원들께 이 자리를 빌려 다시 한 번 감사를 전한다.

5년 후 이 책의 개정 증보판뿐만 아니라 우리의 다양한 경험과 혁신적 시도를 정리한 여러 관련 책자들을 출판할 날을 기대하며 이 첫 번째 책의 발간사를 갈음하고자 한다.

2018년 9월
이 왕 준 명지의료재단 이사장

2017년 한국은 고령화사회에서 고령사회로 진입했다. 문재인 대통령은 치매국가책임제를 공표하며 국가가 나서서 치매를 책임지고 관리하겠다고 했다. 치매는 이제 국가적 빅 이슈가 되었다.

치매가 국가적 이슈가 되기 수년 전인 2013년 3월, 명지의료재단 내 4개 병원 관계자들이 모여 명지병원의 치매 사업 방향을 결정했다. 주요 내용은 치매를 예방부터 재활까지 통합적으로 관리하는 명지병원만의 브랜드를 개발하며 지역사회에 기반한 치매 공공 관리 사업을 수행한다는 것이었다. 회의를 주도한 이왕준 이사장은 "우리만의 치매 브랜드를 만들어 대한민국 치매의 메카가 되자"라며 실무진을 독려했다.

당시 명지의료재단은 최대 위기를 맞이하고 있었다. 일산 명지병원과 관동의대의 협력병원 관계가 끝나면서 원내 의료진이 대거 이탈하는 사태가 일어났기 때문이다. 이런 상황에서 통합적 치매 관리 사업을 하고 공적 인프라와 새로운 파트너십 모델을 개발하자는 이왕준 이사장의 제안은 애정을 가지고 치매 관리 사업을 진행하는 실무자들에게도 돈키호테 같은 발언으로 들렸다. 병원 전체가 풍전등화인데 지금 새로운 사업을 추진해야 하는가? 민간 병원인 우리가 왜 공적 인프라와의 협력을 먼저 고민해야 하는가? 등의 의문이 꼬리를 물었다.

이런 상황에서도 백세총명치매관리지원센터와 산하 예방 및 교육 프로그램을 무료로 지역사회에 제공하는 '백세총명학교'를 개소하는 등 치매 사업을 위한 첫 삽을 뜬 우리는 지난 6년 동안 쉼 없이 달려왔다. 백세총명학교는 지역사회의 치매 환자를 위한 인지예술치료 프로그램으로 명지병원의 대표적인 공공보건 의료사업이다. 명지병원의 환자가 아니어도 고양시에 거주하는 경도 인지장애나 초기 치매 환자는 누구나 무료로 이 프로그램을 이용할 수 있다. 여러 어려움 속에서도 '백세총명'은 명지병원이 자랑하는 대표 브랜드가 되었고 국제적으로도 인정을 받게 되었다. 혁신성과 공공성을 높이 평가받아 국제병원연맹 사회공헌상(2015년)과 아시아병원경영대상 우수상(2016년)을 수상한 것이다. 이러한 외적 보상보다도 큰 보람은 수료식 때마다 눈물을 흘리며 고마워하던 환자와 보호자들의 뜨거운 지지와 성원에 있다. 지난 5년을 돌이켜보면 우리는 가장 어려운 때 가장 멀리, 높이 나는 꿈을 실현했다고 자부한다. 그렇게 쌓은 노하우를 명지의료재단의 울타리를 넘어 공공의 영역에서 나누고자 이 책을 펴낸다.

백세총명학교를 비롯하여 치매관리지원센터의 모든 사업은 철저히 다학제적 팀워크를 기반으로 이루어진다. 정신건강의학과, 신경과, 노인의학과, 재활의학과 교수진과 예술치유센터 내 음악·미술치료사, 인지치료 전문 자격증을 취득한 간호사 및 사회복지사 등이 매우 견고한 네트워크를 기반으로 체계적인 시스템을 운영하고 있다.

이 책은 이러한 다학제적 운영에 기반한 통합 프로그램, 즉 명지병원 '백세총명학교'와 청풍호노인사랑병원 '백세총명학교 청춘기억발전소'의 인지예술치료 프로그램을 근거로 알기 쉽게 제작한 치매 관련 기관 종사자용 지침서이다. 예를 들어 간호사와 사회복지사, 작업치료사들이 현장에서 전문 치료사를 대신하여 예술 인지 프로그램을 운용할 수 있도록 이론과 구체적인 실기 방법을 제시했다.

이 책은 크게 3부분으로 이루어진다. 첫 번째는 치매 환자를 위한 인지치료 이론이다. 치매에 대한 기본적인 이해와 비약물 요법인 인지예술치료의 효과, 종사자들이 치매 환자와 가족들과 상담하는 데 필요한 기술, 치매 환자 돌봄과 가족 교육에 대한 전반적인 노하우를 기술했다. 두 번째는 실전에서 바로 활용할 수 있는 인지치료 프로그램을 음악치료, 미술치료, 인지훈련, 치매 예방 훈련, 신체활동, 통합 훈련 등으로 나누어 구성했다. 인지예술치료의 가장 큰 특징은 전통적인 인지치료와 감성적인 예술치료를 접목하여 인지와 정서의 선순환적 기능 향상을 통해 치료의 효과를 배가한다는 점이다. 세 번째 부분인 별첨에서는 이 책이 담고 있는 프로그램을 명지의료재단의 백세총명학교와 청춘기억발전소에서 어떻게 운용하는지 소개했다. 인지예술치료의 효과를 검증하기 위해 환자와 보호자의 일상생활 수행 능력 척도(S-IADL)와 자가불안 및 우울진단 척도를 평가했을 때, 프로그램이 끝날 때쯤 일상생활 수행 능력은 좋아지고 불안과 우울 등 부정적 정서는 감소하는 결과가 나타났다.

이 책은 많은 사람들이 수고하고 노력한 결과물이다. 체계적인 치매 관리 사업과 교육의 방향을 선도한 이왕준 이사장과 명지병원 공공의료사업단의 임직원 및 의료진, 백세총명학교와 치매진료센터 그리고 제천시립 청풍호노인사랑병원 백세총명학교 청춘기억발전소에서 프로그램을 운용한 간호사와 치료사 및 사회복지사들 모두의 협력과 수고가 없었다면 맺을 수 없는 결실이었다. 특히 공공보건의료사업단 간사이자 백세총명학교 인지훈련 프로그램을 맡으며 이 책에 관한 모든 수고로움을 중재한 이지희 선생의 노고가 빛을 발한다. 지난 6년 동안 한결같은 성실함으로 치매 관리 사업에 헌신해온 그에게 특별한 고마움을 전한다. 마지막으로 명지의료재단이 운영하는 모든 치매 사업에 열심히 참여하며 우리에게 감사와 믿음, 사랑을 준 환자들과 보호자들에게 감사를 전한다. 우리는 이들을 치료하면서 치유받았고, 이 책은 이들과 함께 만든 것이라 해도 과언이 아니다.

2018년 9월
이 소 영 명지병원 예술치유센터장·백세총명학교 교장

차 례

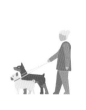
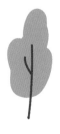

미술치료: 김상분 • 97

미술치료란? • 97

미술치료 활동 매뉴얼 • 102

별 첨

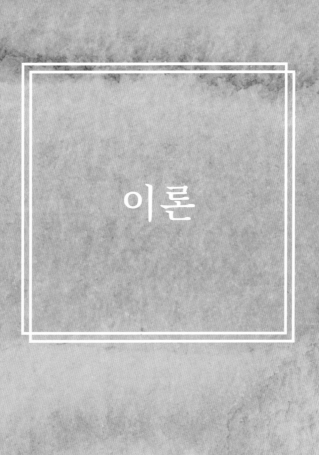

이론

인지중재치료의 필요성

평균 수명이 길어지면서 노인 인구가 지속적으로 증가하고 있다. 이에 따라 인지기능 저하를 동반한 치매 환자가 급속도로 늘고 있으며, 그 수는 65세 이상 노인의 약 10%인 약 73만 명으로 추정된다.

치매 환자는 인지기능과 일상생활 능력이 점차 낮아지므로 돌봄에 대한 가족의 부담과 사회적 비용이 늘어나고, 나아가 국가의 책임과 경제적 부담이 기하급수적으로 커진다. 따라서 치매의 위험 인자를 찾고 예방하거나 조기에 치료하는 개입이 매우 중요하다. 예방 또는 조기 개입으로 치매 진행을 2년 정도 지연하면 20년 후에는 치매 유병률이 약 30% 줄어드는 효과가 있고, 치매 발병 연령을 5년 정도 늦추면 유병률은 반으로 줄어든다. 따라서 치매의 진행을 늦추는 치료 개입이 무엇보다 중요하다.

치료 전략 중 약물 치료 외에 비약물 치료의 중요성도 점차 커지고 있다. 비약물적 접근인 인지중재치료에는 몇 가지 전제 조건이 필요하다. 환자가 개입 또는 중재치료를 안전하고 편안하다고 느끼고, 즐겁게 관리받는다는 느낌을 경험하며, 적절하고 긍정적인 자극을 통해 스트레스를 최소한으로 받아야 한다. 이러한 목표를 충족하려면 치료사에게 다음과 같은 대화술 및 태도가 필요하다.

첫째, 편안한 태도로 유연하게 접근하고 미소를 잃지 않는다.
둘째, 항상 눈을 맞추며 대화한다.

셋째, 환자의 앞으로 접근한 후 대화한다.

넷째, 앉아 있는 환자와 대화할 때는 무릎을 굽혀 시선을 맞춘다.

다섯째, 환자의 감정과 답변을 항상 긍정적으로 이해한다.

여섯째, 추론(reasoning)은 아무런 도움이 되지 않음을 기억한다.

일곱째, 환자의 일상이 예측될 수 있도록 한다.

여덟째, 밝고 환자에게 관심이 있다는 느낌의 음성으로 말한다.

아홉째, 환자가 좋아할 수 있는 것들을 이야기한다.

열째, 환자가 일상생활에서 수행할 수 있는 능력 수준에 맞추어 참여할 기회를 제공한다. 한꺼번에 지나치게 많은 것을 제시하여 환자가 부담을 갖지 않도록 한다.

비약물적인 인지중재치료 요법에는 인지치료(cognitive therapy), 행동요법(behavioral therapy), 현실요법(reality orientation therapy), 안정요법(validation therapy), 향기요법(aroma therapy), 회상요법(reminiscence therapy), 음악치료(music therapy), 미술치료(art therapy) 등이 있다. 그중에서도 음악과 미술을 이용한 예술치료는 인지기능 저하를 늦출 뿐만 아니라 삶의 질을 높이고 임상적 유용성도 높아 현재 비약물적 치료 중 대표적인 치료법이다.

음악치료는 감각 자극을 증가시킨다. 이때 박자가 느리면서 반복적이고 리듬이 동일하지 않은 음악을 선정하도록 권고한다. 이 치료는 규칙적인 치료 시간 외에 식사, 목욕 시간 도중에 할 수도 있다. 치료 시에는 환자가 선호하는 음악, 특정 시기의 음악, 클래식 음악 등 다양한 장르의 음악을 상황에 따라 선택한다. 치료 방법은 음악 감상, 타악기 연주, 노래 따라 부르기 등으로 다양하며 이들을 병행할 수도 있다.

이러한 치료는 환자의 행복 수준을 높이고, 보다 나은 사회적 교류의 기회를 제공하며, 자서전적 기억을 증진한다. 음악요법은 이상 발성(abnormal vocalization)에도 효과가 있으며, 개인요법을 시행하면 초조가 의미 있게 감소한다. 이 책의 지은이들도 수년간 진행한 그룹 음악치료 결과 치매 환자들의 인지기능 저하 지연, 정서적 안정,

일상생활 능력 향상을 경험하여 이를 논문으로 발표한 바 있다.

　미술치료에서는 환자에게 주제를 제시한 후 그림을 그리게 하거나 작품을 주제로 서로 토의하게 한다. 이때 회상요법 등의 다른 중재 기법을 병행할 수 있다. 미술치료는 환자가 자기를 표현하고 운동하는 기회를 제공하며, 사회적 교류의 폭을 넓히고, 자존감을 고양하도록 해준다. 미술치료는 음악요법과 함께 환자의 감각 자극을 증가시키는 중요한 심리사회적 중재법이다.

　음악과 미술 등을 이용한 요법은 비약물적 치료의 큰 축을 이루며, 그 중요성은 날로 커지고 있다. 다음 장들에서는 이러한 치료 기법의 구체적인 방법과 실전적인 내용을 자세하게 다룰 것이다.

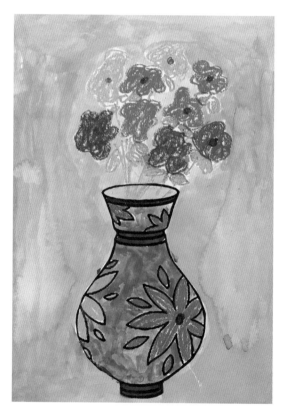

80대 여성의 그림. 꽃과 배경을 풍성하고 화려하게 그려서 멋진 화병 작품을 완성했다.

치매 환자와의 의사소통 방법

치매는 뇌의 광범위한 부위가 서서히 손상되는 질환이다. 손상되기 시작한 뇌는 환자의 성격, 행동에 서서히 영향을 미친다. 가족들이 질환을 제대로 이해하지 못하면 환자와 가족 간에 갈등이 생기거나 문제에 효과적으로 대처할 수 없게 되기도 한다. 환자의 지속적인 증상 변화와 인지기능 감퇴로 인해 가족들은 죄책감, 분노, 좌절 등을 느끼곤 한다. 이러한 감정적 스트레스가 쌓이면 서로 간의 의사소통이 더욱 어려워진다. 따라서 치료사는 치매 환자 가족이 환자와 적절하게 의사소통할 수 있도록 도움을 주어야 한다. 환자와의 의사소통이 원활해지면 가족들의 간병 스트레스가 줄고, 사랑하는 사람과의 관계의 질이 높아질 수 있다. 또한 환자를 돌보는 동안 발생할 수 있는 행동 문제를 다루는 능력이 향상된다.

언어적 의사소통 방법

환자와 의사소통을 하려면 공감과 인내심을 보여주는 것이 중요하다. 다음은 적절한 의사소통 방법에 관한 설명이다.

첫째, 환자가 말을 명확하게 들을 수 있는지 우선 확인한다. 노년기에는 청력 저하가 흔히 일어나기 때문이다.

둘째, 청력이 저하된 환자가 아니라면 목소리를 낮춘다. 옆에서 큰 목소리를 내면 환자가 긴장할 수 있다.

셋째, 집중력을 흐트러뜨리는 요소들을 제거한다. TV나 라디오가 켜져 있으면 볼륨을 낮추어 대화에 집중할 수 있게 한다.

넷째, 한 번에 하나씩 간단히 질문한다. 마찬가지로 무엇인가 요청할 때도 한 번에 한 가지씩만 한다.

다섯째, 또박또박 발음하며 천천히 말한다. 뿐만 아니라, 환자가 반응할 때까지 충분히 기다려줄 필요가 있다. 환자의 대답이 틀리더라도 나무라서는 안 된다.

비언어적 의사소통 방법

환자와 일상적인 대화가 어렵더라도 표정, 눈짓, 손짓, 몸동작 등의 비언어적 소통 방법을 통해 대화를 나눌 수 있다. 환자가 언어 기능을 상실한 후에도 비언어적 메시지를 이해하고 자신의 생각을 비언어적 방법으로 표현할 수 있는 경우가 많다.

첫째, 의사소통에 앞서 돌보는 이의 마음이 편안한 상태인지 먼저 점검한다. 옆 사람의 기분은 전염될 수 있으므로 돌보는 이의 마음이 우울하거나 스트레스가 크면 환자가 영향을 받을 수 있다.

둘째, 미소 짓고, 환자의 손을 잡거나 등이나 어깨를 손으로 살짝 터치하는 가벼운 신체 접촉을 통해 애정을 표현한다.

셋째, 환자와 눈을 맞추고, 환자가 당신에게 집중하고 있는지 확인한다. 집중하지 못하면 몇 분 쉬었다가 다시 시도한다.

넷째, 몸동작을 적극적으로 활용한다. 물건을 가리키고, 만지거나, 손동작을 통해 의사를 전달한다.

　다섯째, 차분하고 예의 바른 태도를 유지한다. 환자는 존중받는다고 느끼는 것만으로도 정서가 안정될 수 있다.

증상에 따른 의사소통 방법

단기 기억상실이 있는 환자

치매 환자의 기억은 최근 것부터 사라지는 특징이 있다. 방금 무엇을 했는지 금세 잊어버리는 것이다. 환자는 자신이 무언가를 잊어간다는 사실을 깨닫고 불안과 스트레스를 느끼게 된다. 따라서 "어제 일 기억 안 나세요?", "오늘 뭘 하실 거예요?"보다는 "어제저녁에 아드님 다녀가셨잖아요", "오늘 저랑 같이 산책 나가기로 하셨잖아요" 등의 말로 단서를 제시해주는 것이 좋다.

말하기 어려워하는 환자

한 번에 한 가지씩 물어보고, 짧게 대답할 수 있도록 간결하게 질문한다. 짧게라도 답변할 수 있다는 사실은 환자에게 성공했다는 느낌을 줄 수 있다. 긴 대답이 필요한 질문을 받는 환자는 당황하거나 좌절하기 쉽다. 예를 들면 "점심때 무엇을 드셨나요?"라는 질문 대신 "점심 드셨어요?"라고 우선 묻고, 거기에 답을 하면 이어서 "어떤 음식 드셨어요?"라고 나누어 물어본다.

화를 내거나 침울해하는 환자

실수가 많아지고 노화가 심해진다는 사실을 환자 스스로 인식하게 되면 상실감이나 우울감을 느낄 수 있다. 환자는 기억상실로 인한 실수를 숨기려 하거나, 자신에 대한 실망, 불쾌감, 불안 등으로 인해 화를 내기도 한다. 이 경우 남아 있는 능력을 최대한 발휘하도록 지원하여 환자가 자존감을 유지할 수 있게 한다. 할 수 있는 일은 최대한 스스로 하도록 격려하고, 잊어버린 부분은 힌트를 주어 생각나게 도와준다.

거짓말하는 환자

치매 환자가 이야기를 지어내는 것은 사라진 기억을 메우고 자신의 행동을 얼버무리려 하기 때문이다. 즉, 기억을 연결하기 위해 상상을 하고 이를 사실로 믿는 것이다. 주위 사람들은 환자가 이야기를 지어내면 화가 나거나 답답하겠지만, 환자가 상대를 속이려는 것이 아니라 그저 그 상황을 벗어나고자 하는 단순한 의도 때문임을 이해해야 한다. 이때는 환자와 논쟁하지 말고, 아예 이야기의 주제를 바꿔 신경을 다른 곳으로 돌리는 것이 좋다.

행동 문제를 보이는 환자

치매 환자의 가족들이 겪는 큰 어려움 중 하나는 환자의 성격과 행동이 종종 변화한다는 것이다. 이러한 행동 문제에 대처할 때 고려할 사항은 다음과 같다.

첫째, 치매 환자의 행동에는 목적이 있다. 예를 들어 자꾸 배회하는 환자는 지남력 장애로 인해 자기 집에 있으면서도 남의 집에 있다고 믿으며 집으로 돌아가야 한다고 생각하는 경우도 있고, 오래된 기억만 남아 있어 어린 자녀들이 집에 아직 돌아오지 않았다고 여기고 마중 나가려 하는 경우도 있다. 이 경우 어디로, 왜 가시려 하는지 이유를 묻고 목적을 파악하여 적절히 대응할 필요가 있다.

둘째, 우리 마음대로 환자의 행동을 바꿀 수는 없다. 어린아이의 행동을 바꾸는 것에 시간과 노력이 필요하듯 치매 환자의 행동을 바꾸는 것 또한 어려운 일이다. 행동을 일방적으로 제어하려 하면 실패하거나 저항에 부딪힐 수 있다.

셋째, 동작을 금지하거나 제한하지 말고 조절한다. 예를 들어 배회하는 환자의 경우, 함께 집 밖을 한 바퀴 돌고 다시 집으로 들어와 환자 자신의 집임을 인식시켜주거나, 환자의 주의를 돌리기 위해 "오늘은 늦었으니 주무시고 내일 가세요"라고 말하는 등의 접근이 필요하다.

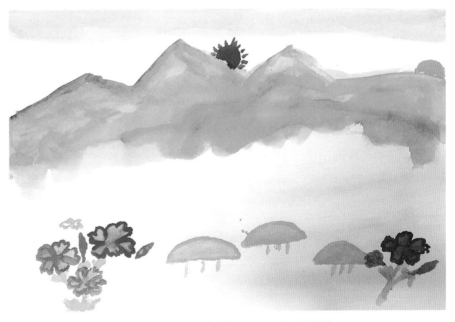

70대 여성의 그림. 꽃과 푸르름이 가득했던 고향을 정성스럽게 그리며 기뻐했다.

치매 환자 돌보기와 가족 교육

치매 환자 돌보기

치매는 원인과 진행 단계에 따라 증상이 변화무쌍하다. 치매 환자를 잘 돌보려면 환자의 원인 질환과 단계에 따른 특성을 잘 알아야 한다. 치매에 관해 아는 만큼 환자를 돌보는 일이 수월해지므로, 환자 돌보미는 증상을 유발하는 요인과 대처법에 대한 지식을 갖춘 전문 의료진 또는 치매 전문가 등과 상담하며 신뢰할 수 있는 정보를 꾸준히 쌓아가야 한다.

치매 환자를 돌볼 때 기억해야 할 원칙은 환자 중심으로 돌봐야 하고, 환자에게는 일생을 통해 경험한 독특한 삶의 역사가 있음을 이해해야 하며, 환자가 인간의 기본적인 존엄성을 유지하도록 하고, 환자의 이상행동은 욕구가 해결되지 않아 나타나는 것으로 이해해야 한다는 것이다.

행동 지침

치매 환자를 돌보는 사람이 환자의 기능을 유지하고 증진한다는 목표를 위해 지켜야 할 행동 지침은 다음과 같다.

첫째, 환자가 할 수 있는 것은 최대한 스스로 할 수 있도록 지지한다. 환자를 무조건 적극적으로 돕기보다는 먼저 환자가 무엇을 할 수 있고 할 수 없는지를 파악한다.

환자가 스스로 할 수 있는 것은 최소한의 도움을 제공하여 스스로 할 수 있도록 한다. 지나치게 적극적으로 도우면 환자의 기능이나 자신감을 떨어뜨릴 수 있다.

둘째, 환자가 과거에 경험했던 익숙한 환경을 제공한다. 치매 환자는 주위 환경의 영향을 크게 받는다. 가능한 한 환자가 과거에 경험했던 익숙한 환경을 제공하면 새로운 환경에서 생기는 문제를 최소화할 수 있다.

셋째, 익숙한 일상생활 패턴을 유지한다. 치매 환자에게 익숙한 일상생활 패턴이나 선호하는 방식이 있는지 파악하여 가능하면 이를 유지한다. 예를 들면 하루를 시작할 때, 저녁 식사 이후, 잠들기 전, 식사·간식 시간, 산책 등의 모든 일상생활에서 환자가 규칙적으로 해서 익숙하거나 좋아하는 패턴을 유지하도록 한다.

넷째, 환자의 잔존 기능을 유지한다. 뇌의 손상 정도에 따라 다르지만 치매 환자에게는 아직 할 수 있는 것들이 있다. 환자에게 남아 있는 기능이 무엇인지 파악하고 이를 최대한 활용하여 퇴화 속도를 줄이고자 노력하는 것이 중요하다.

다섯째, 환자의 인지기능 감소뿐 아니라 신체적 질환에도 관심을 가진다. 치매 환자는 대부분 고령 노인이므로 인지기능의 감퇴뿐 아니라 노인성 질환(고혈압, 당뇨, 관절염과 같은 만성질환)을 동반한 경우가 많다. 이러한 만성질환은 지속적인 약물 복용과 관리, 적절한 치료가 필요하므로 환자의 신체적 변화와 증상을 잘 관찰해야 한다.

여섯째, 항상 긍정적인 말과 행동으로 대한다. 치매 환자가 실수할 때 비판하거나 나무라지 않고 긍정적인 말과 행동으로 접근하며 격려하고 지지해야 한다.

일곱째, 환자의 기억을 자극한다. 기억력이 떨어져 있는 치매 환자도 뇌의 손상 정도에 따라 과거에 경험했던 일에 관한 자극을 받으면 기억을 되살릴 수 있다. 예컨대 치매 환자에게 "어르신, 식사 후에는 양치질하세요"라고 말로 지시하는 것보다 실제로 칫솔과 치약을 보여주며 양치질하는 행동을 보여주면 훨씬 효과적이다.

치매 환자를 돌보는 사람의 태도

치매 환자에게는 돌보는 사람의 태도가 매우 중요하다. 특히 돌보는 사람이 환자와 대화할 때 발음을 정확히 하지 않고 중얼거리거나 말을 중간에 얼버무리는 경우가 있다. 또는 환자가 불안하거나 조급해하며 혼란스러워할 때 환자에게 안정감을 주지 못하는 경우가 있다. 이때 환자는 불안해지며, 잘못된 해석과 이에 따른 망상 등의 이상행동을 보일 수 있다. 환자의 엉뚱한 행동에 화를 내거나 다그치는 행위, 흉보거나 놀리는 등의 행위를 하면 환자는 더 화를 내거나 공격적인 행동을 할 수 있다. 이로 인해 환자가 자신을 화나게 하는 가족이나 돌보미로부터 벗어나기 위해 배회 증상을 보일 수도 있다. 환자의 의사소통 장애가 심해 말을 거의 알아들을 수 없을 정도라도 돌보는 사람의 태도가 잘못되면 환자가 수치심과 굴욕감을 느낄 수 있다.

치매 환자 돌보기 십계명

첫째, 치매 환자도 존중받아야 할 사람임을 잊지 말아야 한다.

둘째, 치매 환자를 격려하고 잔존 기능을 활용할 수 있도록 지지해야 한다.

셋째, 치매 환자의 작은 변화도 가치 있음을 인지하고 이에 감사해야 한다.

넷째, 치매 환자의 신체적 건강에 관심을 기울이고 적절한 건강관리를 받도록 한다.

다섯째, 장기적인 계획을 바탕으로 치매 환자를 돌봐야 한다.

여섯째, 항상 불의의 사고에 대비하고 예방해야 한다.

일곱째, 치매와 관련된 다양한 자원을 적극 활용한다.

여덟째, 치매에 관한 지식을 꾸준히 쌓아가야 한다.

아홉째, 치매 환자는 모든 가족 구성원이 함께 돌봐야 한다.

열째, 치매 환자를 돌보는 가족은 자신들의 건강도 잘 챙겨야 한다.

출처: 중앙치매센터, 『나에게 힘이 되는 치매 가이드북』, 보건복지부·중앙치매센터(2016)

치매 환자의 문제 행동 유형과 대처 방법

망상과 의심, 환각

망상과 의심, 환각 중 대표적인 정신 증상은 가족이나 주변 사람에 대한 의심, 도둑망상(예: 다른 사람이 자신의 것을 훔쳐 갔다고 주장하는 것), 피해망상(예: 자신을 죽이려 한다는 망상), 거짓된 감각을 사실처럼 지각하는 환각(예: 다른 사람에게는 보이지 않는 사물이나 사람을 보는 것 등) 등이다.

이에 대처할 때는 망상과 환상이 일시적으로 짧게 나타나고 사라지는 경우가 많다는 점을 인식해야 한다. 환자의 감정을 이해하고 수용하며, 환자에게 다가갈 때는 서두르지 말고 앞에서 천천히 접근해야 한다. 또한 환자의 주장을 부정하거나 논쟁을 벌이지 않으며, 환자의 주의를 관심 있는 다른 곳으로 돌리는 전환요법을 사용한다.

우울증

우울증의 주요 증상은 환자가 매사에 의욕이나 관심을 보이지 않고 반복적으로 죽고 싶다고 말하는 것이다. 치매 초기에는 가벼운 우울 증상이 나타난다. 최근 2주간 우울한 기분, 흥미 상실, 의욕 저하, 식욕 변화, 수면 변화, 자살 사고 등이 하루의 대부분 동안 지속하면 심한 우울증인 주요 우울장애로 간주할 수 있으므로 전문의의 진단이 필요하다.

이러한 우울증에 대처하려면 환자를 위축시키고 슬프게 만드는 상황을 관찰해야 한다. 환자가 전문의의 진료를 받도록 하고 항우울 약물이 필요한 경우 투약한다. 또한 환자가 좋아하고 즐거워하는 활동(예: 산책, 음악 듣기, 노래 부르기, 운동 등)을 늘려서 우울한 생각을 전환한다. 즐겁고 좋았던 환자의 과거 경험에 대해 생각하고 이야기하는 회상요법도 도움이 된다.

초조 행동

초조 행동은 부적절한 신체적 행동과 언어적 행동으로 나타난다. 부적절한 신체적 행동 증상으로는 이상하게 옷을 입거나 아무 데서나 벗고, 어딘가로 나가려 하거나 이유 없이 왔다 갔다 하고, 서랍이나 장롱을 뒤지고, 기저귀를 갈기갈기 찢는 행동 등이 있다. 부적절한 언어적 행동은 계속 중얼대는 행동이나 트집 잡기, 관심을 끌기 위해 질문을 되풀이하는 행동, 큰소리를 지르거나 시키는 일을 반대로 하는 등의 행동이다.

이에 대처할 때는 환자를 관찰하여 당사자가 느끼는 문제를 빨리 발견하고 논쟁을 삼가며 문제 행동의 이유를 캐묻지 않도록 한다. 또한 문제 행동을 하는 환자에게 천천히 접근하여 놀라지 않도록 하고, 즐거웠던 과거의 이야기로 대화 주제를 바꾸는 전환요법을 실시한다. 평상시 문제 행동을 자극할 수 있는 카페인 음료 등은 금한다.

배회

배회는 계획이나 목적지 없이 계속 돌아다니는 것을 의미하며, 해 질 녘에 나타나는 일몰증후군과 관련이 많다. 이 행동은 낙상과 골절 등 사고의 위험을 높이는 주요 요인이다.

환자에게 해가 되지 않는다면 배회를 허락하고, 안전한 환경에서 배회할 수 있도록 돕는다. 또한 배회의 신체적·정신적·환경적 원인을 줄일 수 있도록 환자를 잘 관찰한다. 배회의 숨겨진 원인은 '불안'에 있으므로 환자가 불안해하는 원인을 찾아 제거하기 위해 노력해야 한다. 사고의 위험을 줄이기 위해 낙상이나 미끄럼을 방지하는 안전한 환경을 조성하고, 길을 잃을 경우에 대비하여 실종 방지 표식(실종 방지 팔찌나 목걸이, 옷에 연락처 부착하기 등)을 하여 만약의 상황에 대비한다.

자해

치매 환자는 혼란스러운 에너지를 자신에게 적대적으로 표출하여 자기 머리를 치거나 머리카락을 뽑고 손가락을 깨무는 등의 자해 행동을 할 수 있다.

자해에 대처할 때는 환자가 몰두하고 있는 자해의 양상을 잘 관찰한다. 자해 행동을 예방하기 위해 단순히 손을 바쁘게 움직이는 간단한 일거리를 제공할 수 있다. 날카롭거나 독성이 있는 물질은 손에 닿지 않는 곳에 둔다. 문제 행동의 원인은 환자의 불안에 있으므로 환자가 불안해하는 원인을 찾아 제거하거나 줄일 수 있도록 돕는다.

물건을 숨기고 쌓아두기

환자가 물건을 숨기고 쌓아두는 문제 행동은 상대를 골탕 먹이려는 악의적인 행동이 아니라 단순히 잊어버린 것에 불과하다. 이러한 문제 행동은 과거에 결핍을 겪은 경험 때문에 현재 소유한 물건들을 지키려 하는 것이다.

평상시 환자의 귀중품을 안전한 장소에 잘 보관하고, 환자가 주로 물건을 숨기고 쌓아두는 은닉 장소를 파악해둔다. 또한 중요한 물건이 아니라면 행동에 대한 규제를 완화한다.

부적절한 성적 행위

부적절한 성적 행위는 드물게 나타나는 증상이다. 남성 환자의 경우 뇌의 특정 부위 손상으로 성욕이 증가하여 자위행위, 다른 사람들 앞에서 옷 벗기, 성기 노출 등의 부적절한 행동을 시도할 수도 있다.

환자의 부적절한 성적 행위에 너무 민감하게 반응하지 말고 자연스럽게 방이나 목욕탕으로 데리고 간다. 때로는 일관성 있게 사무적으로 "안 됩니다" 하고 단호하게 거절하는 행동 교정이 도움될 수 있다. 옷을 벗는 문제 행동의 경우 평상시 옷을 쉽게 벗지 못하도록 뒤쪽에 지퍼나 단추가 많은 옷을 착용하도록 한다. 불편한 옷이 피부를 자극하는 경우나 대소변 등의 배변 문제 또는 생식기 주위에 문제가 있는 경우 문제 행동으로 오해받을 수 있으므로 환자를 자극하는 옷은 교체하고, 배변 문제나 생식기 주위를 관찰하여 문제가 있다면 적절히 조치한다.

과식, 거식, 이식

과식은 식사하고 나서도 먹지 않았다며 식사를 재촉하는 행동이다. 거식은 음식을 거부하는 행동으로 몸이 아프거나 걱정이 있어 안절부절못하는 경우, 음식이라는 것을 이해하지 못하는 경우, 먹는 방법을 모르는 경우, 식사를 권하는 태도가 불쾌한 경우 등에 주로 나타난다. 이식은 먹어서는 안 되는 것들(식용유, 샴푸, 대소변 등)을 먹는 문제 행동을 가리킨다.

환자가 과식하며 계속 식사를 요구하면 "밥하는 중입니다"라고 말하고, 관심을 다른 곳으로 돌린다. 식사를 거부할 때는 먼저 식사를 거부하는 이유를 찾아야 한다. 몸이 아픈지, 걱정이 있어 안절부절못하는지, 음식이라는 것을 모르는지, 먹는 방법을 모르는지, 식사를 권하는 태도를 불쾌해하는지 등의 여러 원인에 따라 환자에 맞춰 이해하고 대처한다. 음식이 아닌 것을 먹을 때는 평상시 음식으로 오인하여 먹을 수 있는 물건들이 손에 닿지 않도록 치우거나 눈에 띄지 않도록 숨긴다.

난폭 행동: 공격 행동(파국 반응)

난폭 행동은 공격적인 파국 반응이라고도 하며, 치매 환자가 무의미해 보이는 사건에 대해 난폭하게 반응하는 것을 가리킨다. 환자가 갑자기 울거나 분통을 터뜨리고, 욕설을 하거나 지나치게 안절부절못하고, 때리거나 물고, 침을 뱉거나 꼬집는 등 신체적 폭력 등의 행동 증상을 나타낸다.

난폭한 행동을 하는 환자에게 대처할 때는 환자에게 요구 사항을 단순하게 말하고, 산만하게 만들어 생각을 분산시키며, 신체적으로 부드러운 접촉을 시도한다. 또한 환자에게 불필요한 신체적 구속을 피한다.

수면장애

환자는 밤낮을 구별하지 못하여 수면 양상이 변화하므로 수면장애가 자주 나타난다.

수면장애를 해결하려면 꾸준한 노력이 필요하다. 환자가 규칙적으로 생활하는 습관을 들이도록 돕는 것이 중요하다. 또한 낮에 산책이나 취미 활동, 작업 등의 프로그램에 참여하도록 하고, 밤에는 편안하고 안전한 잠자리 환경을 제공해야 한다. 수면장애가 심하여 꼭 필요한 경우 의사와 상담하여 약물을 처방받도록 한다.

치매 환자의 이상행동 사례

초기 증상

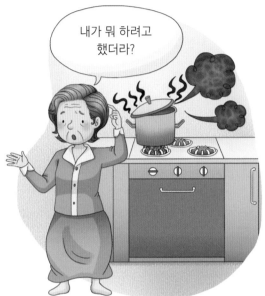

◀ 가스레인지 불을 끄지 않는 경우

나쁜 대처 "불나면 어쩌려고 그러세요!"
"가스레인지 사용하지 마세요!"

좋은 대처 안전장치를 설치하고 가스 사용
법을 알려드린다.

기억력이 저하되면 여러 행동 문제가
나타날 수 있다. 사고를 방지하기 위해
가스 밸브를 잠가두는 등 사전 예방 조
치가 필요하다.

같은 질문을 반복하는 경우 ▶

나쁜 대처 몇 번째 물어보는 거냐고 화를
낸다.

좋은 대처 몇 번이라도 느긋하게 웃으며 대
답한다.

기억력 저하는 치매의 증상 중 하나이
므로 돌보는 사람이 화를 내면 환자는
자신감을 잃게 되며 치매 증상이 더욱
악화될 수 있다.

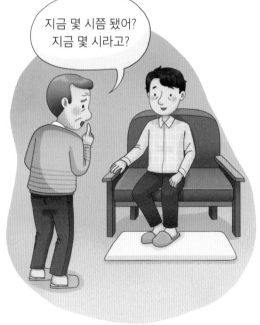

중기 증상

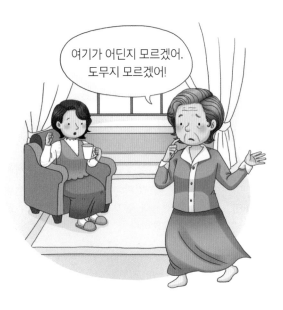

여기가 어딘지 모르겠어.
도무지 모르겠어!

◀ 계속 움직이려 하는 경우

나쁜 대처 "거기서 뭐 해요?"
"빨리 방에 들어가세요."

좋은 대처 "왜 그러세요?"라며 부드럽게 말을 건다.

초조, 배회, 공격성은 치매 환자의 행동 증상이다. 돌보는 사람이 야단치면 환자가 불안해지고 공격적이 될 수 있으므로 안정감을 주는 것이 중요하다.

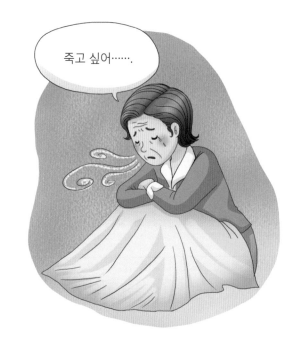

죽고 싶어…….

죽고 싶다는 말을 계속하는 경우 ▶

나쁜 대처 "쓸데없는 말 하지 마세요."
"또 이러네"라며 환자를 상대하지 않는다.

좋은 대처 환자를 격려하고 이야기를 관심 있게 들어준다.

우울 증상은 자신을 도와달라는 신호이므로 환자의 호소를 관심 있게 들어주고 전문의와 상담하는 것이 중요하다.

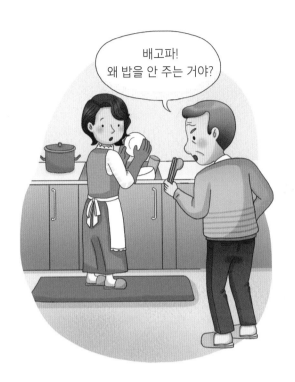

배고파!
왜 밥을 안 주는 거야?

◀ 계속 밥을 달라고 조르는 경우

나쁜 대처 "방금 먹었잖아요."
"치매니까 먹은 것도 잊었어요?"

좋은 대처 "조금 후에 드릴게요."
"지금 밥하고 있어요."

치매가 진행되면 기억력 장애와 식사 장애가 나타난다. 과식하지 않는 범위에서 환자의 요구에 응하고 재치 있게 반응하는 것이 좋다.

물건이나 돈이 없어졌다고
의심하는 경우 ▶

나쁜 대처 "어디에다 숨겨놓은 거 아니에요?"
"항상 없어졌다고 하시는데 없어질 리가 없잖아요?"

좋은 대처 "함께 찾아봐요."

환자는 기억나지 않는 부분을 남의 탓으로 돌리기 때문에 의심과 불안이 증가하고 망상으로 진행할 수 있다. 같이 찾는 모습을 보여주는 것이 좋다.

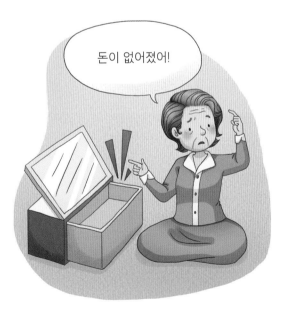

돈이 없어졌어!

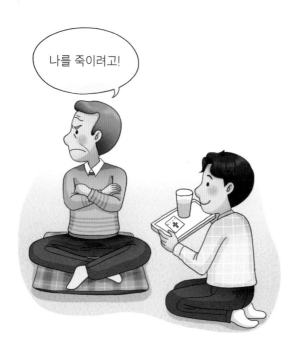

나를 죽이려고!

◀ 약이나 식사를 독이라고 의심하며
  거부하는 경우

나쁜 대처 "먹기 싫으면 안 먹어도 돼요."
        "고생해서 만들어놨더니 뭐라고
         하시는 거예요?"

좋은 대처 "저랑 같이 먹어봐요" 하며 좋아
         하는 음식과 함께 약을 드린다.

망상이나 환각 같은 정신 증상 때문에
환자가 거부 반응을 보일 수 있다. 이때
같이 식사하거나 좋아하는 음식을 제공
한다. 상황에 따라 정신과적 치료가 필
요할 수 있다.

대소변을 처리하지 못하는 경우 ▶

나쁜 대처 "뭐 하시는 거예요. 더러워요."
        "뭘 먹는 거예요. 그만해요"
         라며 야단친다.

좋은 대처 "제가 치워드릴게요."
         "더 맛있는 것을 드릴게요."

대소변을 스스로 처리하려는 마음은 있
지만 제대로 처리하지 못하여 손으로 만
지는 경우가 있다. 이때 환자의 어려움
을 이해하고 수치심을 느끼지 않도록 도
울 필요가 있다. 또한 평상시의 배변 패
턴을 파악하고 규칙적으로 화장실을 가
도록 돕는다.

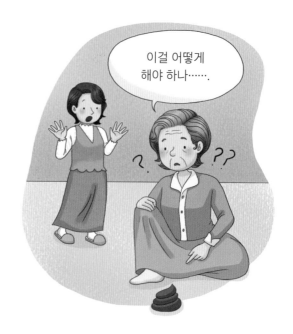

이걸 어떻게
해야 하나…….

말기 증상

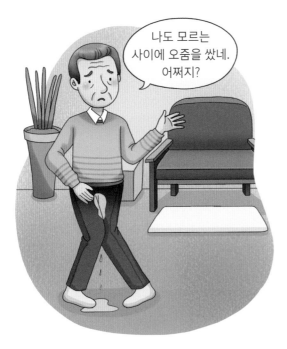

나도 모르는 사이에 오줌을 쌌네. 어쩌지?

◀ 대소변을 실금하는 경우

나쁜 대처 "아이고, 힘들어."
"왜 그러세요. 그만 좀 하세요"
라며 야단친다.

좋은 대처 "속옷이 젖어서 불편하시죠? 옷 갈아입으실까요?"

일정한 간격으로 배설을 유도하며, 야단치거나 짜증 내지 않아야 한다. 또한 옷을 갈아입힐 때는 거칠게 행동하지 않고 부드럽게 옷을 갈아입도록 돕는다. 필요하면 기저귀 사용을 고려한다.

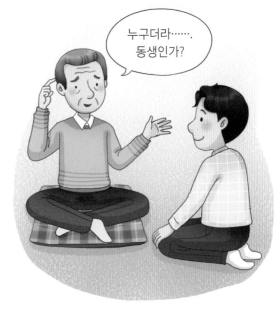

누구더라……. 동생인가?

가족을 알아보지 못하는 경우 ▶

나쁜 대처 "아들이잖아요. 잊어버렸어요?"
"틀렸어요. 아들이에요!"

좋은 대처 가족에 대한 이야기를 들어주고, 반복하여 아들이나 딸임을 알려준다.

환자는 시간, 장소, 사람의 순서로 지남력이 저하한다. 환자의 말을 부인하지 말고 인정하며 응대하는 것이 좋다.

치매 환자 가족 교육

치매 가족에 대한 이해

치매는 환자 개인의 질병일 뿐만 아니라 가족 공동의 질병이며, 국가 차원의 도움이 필요한 질병이다. 치매 환자를 주로 돌보는 주조호자는 남성보다 여성(68.5%)이 더 많다. 환자와의 관계는 배우자(31.9%), 아들이나 며느리(33%), 딸이나 사위(19.8%)순으로 많으며, 비공식적인 조호(90.1%)가 공식적 조호(9.9%)보다 더 많다.

치매 환자가 있는 가족은 신체적·정서적·경제적 부담이 늘거나 환자와의 관계가 악화하는 등의 요인으로 가족 전체의 생활이 변화한다. 환자 가족에게 치매에 대한 이해가 부족한 경우 과도한 부담감을 느끼게 되어 주조호자를 비롯한 가족 전체가 우울을 경험할 수 있다. 그 결과는 치매 노인 학대, 유기나 살해에까지 이를 수 있으므로 환자와 가족 전체의 안녕을 위해 가족들에게 적절한 도움을 제공하는 것이 매우 중요하다.

용어 정리
- 공식적 조호(formal caregiving): 전문적인 교육을 받은 인력이 경제적 보상을 받고 환자를 돌보는 것.
- 비공식적 조호(informal caregiving): 경제적 보상과 상관없이 가족이나 친척 등이 환자를 돌보는 것.
- 주조호자(primary caregiver): 환자를 돌보는 데 가장 많은 시간을 보내며, 환자를 돌보는 일이나 환자에 관한 의사결정에서 주된 책임을 지는 사람.
- 부조호자(secondary caregiver): 환자를 돌보는 일이나 환자에 관한 의사결정에서 주된 책임을 지지는 않지만 부가적인 도움을 주는 사람.

치매 환자의 특성에 따른 돌봄 부담

치매 환자의 가족이 느끼는 부담은 환자나 가족의 특성에 따라 다양하다. 모든 가족이 같은 종류나 정도의 부담을 느끼는 것은 아니며 각자 차이가 있으므로 해당 가족이 부담을 느끼는 원인을 잘 파악하면 부담을 줄이는 데 도움이 된다.

첫째, 치매 환자는 일상생활에서 다른 사람에게 의존하는 정도가 높고 도움을 필요로 한다. 기본적인 활동(세수, 목욕, 식사, 화장실 이용 등)이나 좀 더 어려운 활동(외출하기, 장보기, 세탁하기 등)을 혼자 하기 어려워하므로 다른 사람의 도움이 필요하다.

둘째, 치매 환자는 정신이상행동 증상을 보일 수 있다. 환자의 정신이상행동은 환자의 가족이 가장 어려움을 느끼는 치매 증상 중 하나다. 환자는 배회, 공격 행동, 초조, 수면장애, 부적절한 성적 행동, 거부, 망상, 환각 등의 증상을 나타낼 수 있다.

셋째, 치매 환자의 인지기능 저하의 정도에 따라 돌봄 부담이 커질 수 있다. 환자의 인지기능 저하로 인한 부담은 치매 초기 단계에 점점 증가하다가 정신 행동 증상이 심해지는 중기 단계에 가장 높게 나타난다.

넷째, 치매의 단계에 따라 돌봄에 대한 부담이 커질 수 있다. 환자를 돌보는 가족의 부담은 치매 단계에 따라 달라질 수 있으며, 가족이 가장 많은 어려움을 느끼는 단계는 정신 행동 증상과 같은 행동 문제가 나타나는 단계, 요실금과 변실금이 나타나는 단계, 장기요양시설 입소를 결정하는 단계 등이다.

치매 환자를 돌보는 가족의 특성

(1) 성별

치매 환자를 돌보는 가족 구성원 중 여성이 남성보다 전반적인 부양 부담을 많이 느끼며, 건강 상태도 여성이 남성보다 더 나쁘다고 느낀다. 주조호자가 여성 부양자인 경우 목욕, 대소변 관리를 남성 부양자보다 더 많이 제공한다. 또한 우울, 무기력감과 같은 정서적 부담도 여성이 더 많이 나타낸다. 반면 남성 부양자는 자신의 역할 범위를 설정하고 죄책감이나 무기력감을 여성보다 덜 느끼며 주변의 도움을 더 적극적으로 요청한다. 남성 부양자는 정서적 부담보다는 사회활동 제한, 경제적 어려움을 더 많이 호소한다.

(2) 치매 환자와 주조호자의 관계

치매 환자를 주로 돌보는 가족은 배우자, 아들, 며느리, 딸 등 다양하다. 가족 간의 관계가 좋지 않으면 부양 부담이 더욱 가중될 수 있다.

① 배우자: 치매 환자를 주로 돌보는 가족이 배우자인 경우 남편이나 아내로서 역할을 하지 못하는 환자에게 느끼는 상실감 때문에 분노나 우울을 더 많이 느낀다. 과거의 부부 관계도 큰 영향을 미친다.

② 며느리: 치매 환자를 주로 돌보는 가족이 며느리인 경우 의무적 역할이 많아지므로 좌절감, 무기력감, 구속감이 높아질 수 있다. 환자에게 치매가 발병하기 이전에 부정적인 경험들이 있으면 현재의 관계에도 좋지 않은 영향을 미친다.

③ 딸: 치매 환자를 주로 돌보는 가족이 딸인 경우 애정을 중심으로 한 책임 의식이 높다. 그러나 남편이나 본인의 가족에 대한 죄책감이나 다른 형제에 대한 원망 등을 이유로 가족 사이에 갈등이 생길 위험이 크다.

(3) 돌봄 양상에 따른 특성

치매 환자를 주로 돌보는 가족은 다음의 상황에 따라 서로 다른 특성을 보인다.

① 가족이 환자를 돌보는 시간
② 역할(의사소통, 이동, 식사, 개인위생 등)의 수
③ 도와주는 사람의 유무
④ 환자를 주로 돌보는 사람의 건강 상태

생각해봅시다! 치매 환자에게 가족은 항상 도움이 되는 존재일까?

- 치매 환자를 장기간 돌보는 일은 그 가족의 신체적·정신적 건강에 나쁜 영향을 미칠 수 있다.
- 치매 환자의 가족이 질병 및 환자에 대한 지식과 정보가 부족하고 경험이 없으면 의도치 않게 환자의 상태에 나쁜 영향을 미칠 수 있다. 또한 신체적·정서적으로 지쳐 있거나 우울증을 앓는 등 심리적으로 불안정하면 치매 환자를 방치하거나 환자에 대해 신경을 쓰지 않는 일이 생길 수도 있다.

치매 환자 가족이 느끼는 부담의 종류 및 대처 방법

치매 환자의 가족이 느끼는 부담으로는 정서적 부담, 신체적 부담, 가족 관계의 부정적 변화, 시간 제약과 사회활동 제한, 경제적 부담 등이 있다.

정서적 부담

치매 환자의 가족이 느끼는 정서적 부담은 분노, 무기력감, 죄책감, 우울, 소외감, 불안감 등이다.

① 분노: 환자의 가족은 처음에는 치매 진단을 부정하는 한편 분노를 느끼게 된다. 또한 환자를 주로 돌보는 가족은 자신이 피곤할 때 다른 가족들이 돕지 않으면 화를 내는 경우가 많고, 화를 낸 후에는 자책감을 느끼게 된다.

② 무기력감: 환자의 상태가 나아질 것 같지 않다는 허무한 생각 때문에 무기력감을 느끼고 환자의 증상에 효과적으로 대처하지 못할 수 있다.

③ 죄책감: 환자에게 화를 내거나 충분히 잘해주지 못한다고 느낄 때, 과거에 환자에게 잘못한 일을 되새기며 죄책감을 느낄 수 있다.

④ 우울: 환자를 돌보면서 흔히 우울을 경험하며 슬픔, 낙담, 무기력, 의욕 저하 등을 복합적으로 느낀다. 우울 증상이 심한 경우 불안, 신경쇠약, 불면, 식욕 저하를 느끼며, 심하면 자살까지 이어질 수 있다.

⑤ 소외감: 환자를 돌보느라 사회적 관계와 접촉이 줄어들고 친구나 의지할 만한 사람이 점차 적어짐에 따라 사회적 소외감을 느낄 수 있다.

⑥ 불안감: 환자의 상태나 환자를 돌보는 역할, 재정 상태 등에 대한 확실한 정보가 없으면 불안감을 느낄 수 있다.

TIP **치매 환자 가족의 '정서적 부담'을 줄이는 방법**

- 시간이 흐름에 따라 치매 증상이 진행되며 환자의 상태가 변화한다는 것을 받아들이고 이에 적응해야 한다.
- 치매 환자의 상태와 관련된 실제적 문제인 기억력 저하, 일상생활의 어려움 등을 우선 해결한 후 가족의 역할 변화에 따른 심리적 문제에 초점을 맞추어 두려움, 분노, 불안 등의 문제를 해결한다.
- 분노와 원한 등과 같은 부정적 정서가 생길 때는 치매 환자를 있는 그대로 받아들이고, 가족이 느끼는 부정적 감정이 정상적이며, 훈련을 통해 조절할 수 있다는 것을 인식해야 한다.
- 주로 어떤 상황에서 부정적 정서가 나타나는지 확인하고 이에 평소 어떻게 대처했는지를 정확히 파악하고 분석한다. 부정적 감정의 원인을 파악하면 문제 해결을 위한 전략을 세우는 데 도움이 된다.
- 규칙적인 생활을 계획한다. 일상생활을 규칙적으로 해야 가족의 불안이 줄어들고 환자를 안정시킬 수 있다. 규칙적인 생활 계획은 하루 일과에 대한 환자의 기억을 촉진하는 데도 도움이 된다.

신체적 부담

치매 환자의 가족이 느끼는 신체적 부담은 피로, 질환, 수면장애 등이 있다.

① 피로: 가족들은 환자 돌보기, 가사, 경제활동, 자녀 양육 등 다양한 역할을 하는 과정에서 우울증을 겪는 경우가 많다. 정신적·신체적 피로 때문에 우울증이 함께 나타나면 피로가 더욱 심해진다. 피로가 심해지면 환자를 방치하게 되므로 또 다른 사고를 일으키는 위험 요인이 될 수 있다.

② 신체적 질환: 치매 환자의 가족은 심장질환, 요통, 고혈압, 관절염, 소화기질환 등의 신체적 질환을 한 가지 이상 앓고 있는 경우가 많다. 환자를 돌보는 과정에서 이미 앓고 있던 신체 질환이 악화되거나 진통제, 항우울제나 수면제 등의 약물에 의존하는 경향이 높아진다. 치매 환자의 가족이 환자를 돌보며 겪는 신체적 피로, 정신적 스트레스를 잘 관리하지 못하고 음주, 흡연, 과식 등의 부적응적인 대응을 하면 또 다른 신체적 질병이 나타날 수 있다.

③ 수면 장애: 치매 환자가 밤낮이 뒤바뀐 생활을 하면 가족들도 야간에 충분한 수면을 취하지 못한다. 이에 따라 수면 부족과 함께 우울 등이 나타날 수 있다.

TIP **치매 환자 가족의 '신체적 부담'을 줄이는 방법**

- 치매 환자를 주로 돌보는 가족은 충분히 쉬지 못해 쉽게 피로를 느끼므로 가족들이 순번을 정해 환자를 돌보는 것이 가장 안전하고 효율적인 방법이다.
- 치매 환자를 돌보는 가족이 항상 충분한 휴식을 취할 수는 없더라도 스스로 자신의 한계를 인정하고 이에 맞게 환자를 돌보는 것이 중요하다.
- 주위 사람들이 치매 환자의 가족을 도울 수 있도록 구체적인 활동 목록을 만들면 도움이 된다.
- 규칙적인 생활 습관을 유지하고 스트레스를 줄이며 숙면을 위한 조용한 환경을 만드는 것이 중요하다.
- 최소 주 3회 이상 규칙적인 운동을 한다. 규칙적인 운동은 체력 단련뿐만 아니라 스트레스 해소에도 도움이 된다.
- 1년에 1회 정기적으로 건강검진을 받는다.
- 하루 세 끼 균형 잡힌 식사를 한다.
- 올바른 생활습관(금연, 절주 등)을 유지한다.
- 고혈압, 당뇨, 고지혈증, 비만 등의 만성질환을 예방한다.

가족 관계의 부정적 변화

치매 환자의 가족이 느끼는 가족 관계의 부정적 변화는 가족 관계의 질적 변화, 갈등 등이다.

① 가족 관계의 질적 변화: 환자의 주조호자가 배우자인 경우에는 부부간 의사소통이 어려워지고, 서로가 동반자라는 생각이 약해지거나, 긴장 관계가 나타날 수 있다. 결혼한 자녀가 환자를 주로 돌보면 부부 관계의 질이 낮아지거나 그 자녀들이 충분한 보호를 받지 못한다고 느낄 수 있다.

② 가족의 갈등: 치매 환자를 돌보는 가족들은 흔히 가족 간의 갈등을 경험한다. 갈등의 주요 원인은 부양하는 가족의 태도나 부양 방법에 대한 의견 차이와 의사소통 부족 등이다. 치매 환자의 가족은 환자를 돌보는 일 때문에 다 함께 모여 대화할 기회를 갖기 어렵다. 이 때문에 가족 간에 이해하고 협동하기보다는 상대방의 행동이나 태도에 불만을 갖고 비난하는 경우가 많아지며, 역기능적 상호작용이 악순환하

여 결국 전체 가족 관계가 부정적으로 변화하게 된다.

치매 환자 가족의 자기 돌봄 수칙

가족들은 치매 환자는 물론 자신의 상태도 점검하고 돌봐야 한다.

- 나, 지금 괜찮은 걸까?: 치매 노인과 자신을 위해 당신의 몸과 마음 상태를 살펴야 한다.
- 나의 몸과 마음의 상태를 알린다: 당신의 육체적·정신적 괴로움도 표현하고 이해받아야 한다.
- 주저하지 말고 도움을 청한다: 필요할 때 도움받을 지인이나 기관, 국가 지원 서비스 목록을 미리 정리해둔다.
- 유익한 정보를 항상 가까이한다: 치매 노인을 돌보는 데 필요한 정보를 잘 이용하고, 새롭고 유익한 정보는 놓치지 않는다.
- 미리미리 챙겨두자: 재정 문제나 의학적 문제 등으로 곤란을 겪지 않도록 대비한다.
- 나만을 위한 시간을 설계한다: 자신을 돌보는 일상 시간을 소홀히 여기지 않아야 한다. 일상 속에서 휴식 시간을 챙긴다.

출처: 김태희 외, 『헤아림 1권-치매 알기』, 중앙치매센터(2015)

치매 환자에 대한 가족의 대응 방법

첫째, 마음의 밸런스를 맞춘다. 치매는 뇌의 부분 장애 상태이며 남아 있는 건강한 신경세포가 제 역할을 할 수 있다는 점을 기억하고, 환자가 실수했을 때 화내지 않고 기분 전환을 시켜준다.

둘째, 감정을 교류한다. 마음의 움직임은 기억이나 지능과 관계없는 감정의 움직임이다. 치매 환자에게도 이러한 감정이 남아 있음을 알고 환자와 좋은 감정을 나눈다.

셋째, 기본적인 욕구를 충족시킨다. 치매 환자는 습관적으로 해오던 일상생활을 할 수 없게 되므로 생활의 리듬을 잘 지켜주는 것이 중요하다. 이렇게 하면 야간 이상행동을 줄일 수 있다.

넷째, 부양자의 건강을 지킨다. 치매 환자를 간호하는 사람이 건강하고 정신적으로 안정되면 환자에게 더 좋은 영향을 미친다. 환자를 간호하는 사람은 충분한 휴식을 취하고 건강을 지켜야 한다.

치매 환자를 대하는 태도
첫째, 환자의 개인적 생활습관이나 개성을 알고 개별적으로 배려한다.
둘째, 환자가 자립성을 유지할 수 있도록 최대한 스스로 하게 돕는다.
셋째, 환자의 개인적 자유를 제한하지 않게 응대한다.
넷째, 환자에게도 정상인처럼 존경을 표현하고 존중하는 태도로 응대한다.
다섯째, 환자도 한 인간으로서 다른 사람과 상호 교제할 수 있음을 인정하고 타인과 교제하고 관계를 유지할 수 있도록 돕는다.

치매 환자의 가족에게 필요한 안전 교육
첫째, 수면장애 시 약물 섭취에 대한 안전 교육
둘째, 자기 전의 수분 섭취 제한(화장실 이동 시의 사고 주의)에 대한 안전 교육
셋째, 위험한 도구(요리 시의 칼 사용, 다리미·공구 다루기)에 대한 안전 교육
넷째, 배회(혼돈, 낙상, 골절 위험)에 대한 안전 교육
다섯째, 식사에 대한 안전 교육
여섯째, 의치 관리(분실, 삼킴 주의)에 대한 안전 교육

치매 환자의 가족에게 필요한 영양 교육
첫째, 환자가 식사할 때 건더기를 먹지 않고 국물만 먹을 때는 갈아서 드린다.
둘째, 연하곤란 환자는 사레 때문에 흡인성 폐렴이 생길 위험이 있으므로 연하이지 제품(점도증진제 등)이나 찹쌀가루 등의 전분을 활용한 음식의 점도를 조절하는 방법을 교육한다.
셋째, 생선뼈를 주의하고, 양념장은 조금만 제공한다.
넷째, 환자가 마음 놓고 천천히 식사하도록 배려한다.

다섯째, 환자가 음식 먹기를 거부하는 경우 무리하게 먹이지 말고 시차를 두어 음식을 제공한다.

여섯째, 음식은 먹기 좋은 방식으로 제공하며, 음식의 온도를 조절하고 식사 보조 기구를 최대한 활용하여 환자가 스스로 식사하도록 돕는다.

일곱째, 끼니마다 식사에 단백질을 포함하고, 견과류를 지속적으로 섭취할 수 있도록 한다.

치매 환자 가족이 알아야 할 환자 지원 인프라 및 제도

치매 환자 지원 인프라

(1) 중앙치매센터: 중앙치매센터(www.nid.or.kr)는 전국의 치매 관리 사업을 통제하는 본부로 치매 환자 통계 작성, 인력 관리, 교육 과정 개발, 연구개발을 총괄하며 관련 신기술을 보급하는 역할을 한다.

(2) 광역치매센터: 전국 모든 지역에 표준화되고 질 높은 치매 치료·돌봄 서비스를 제공하기 위해 광역시와 도별로 하나씩 구축되어 있다. 해당 지역의 치매 상담센터, 요양 기관 등 각종 치매 환자를 돌보는 기관의 인력에게 전문 교육을 실시하고, 지역 특성에 맞는 치매 예방·치료 관리, 가족 지원 프로그램을 개발·보급하며, 치매 인식 개선을 위한 교육 및 홍보 등을 담당한다.

(3) 치매안심센터: 전국의 모든 보건소에 설치되어 있다. 치매 조기 검진, 치매 환자 사례 관리 및 모니터링, 지역사회 전문 인력 및 자원을 활용한 가족 지원, 치매 예방 교육 및 홍보 등의 역할을 담당한다.

치매 환자 지원 제도

(1) 치매 노인 등록: 지역사회의 치매 예방 및 치매 관리 사업을 수행하고 치매 노인 등록에 따른 관리 및 이에 필요한 상담, 지원 등의 서비스를 제공한다.

　① 대상자: 시·군·구 관할 구역에 거주하는 만 60세 이상 치매 노인 및 그 가족과

기타 보건소장이 치매 예방 및 관리를 위하여 필요하다고 인정하는 분

② 등록 기준: 의료기관에서 치매 진단을 받은 사실을 확인할 수 있는 자료(치매 조기 검진 사업 결과, 진단서, 소견서 등)가 필요하다.

③ 등록 및 관리: 등록 카드를 작성한 대상자는 필요 시 치매 선별 검사 후 진단 검사, 치매 치료 관리비 지원, 등록 환자 사례 관리 및 각 지역 보건소에서 제공하는 다양한 서비스(치매 노인 및 보호자 상담 및 지원, 치매 예방 및 치매 노인 간병 요령 교육, 재가 치매 노인에 대한 방문 관리, 치매 노인의 상태에 따른 노인장기요양보험이나 주간 보호시설, 치매거점병원 등의 연계 및 안내 서비스)를 제공받을 수 있다.

(2) 치매 조기 검진 사업

검진 대상자를 선정하는 기준은 다음과 같다.

① 선별 검사 대상자: 만 60세 이상

② 진단 검사 및 감별 검사 대상자: 연령 기준은 만 60세 이상, 소득 기준은 전국 가구 평균 소득의 100% 이하

(3) 치매 치료 관리비 지원 사업

① 대상: 치매 치료제를 복용 중인 치매 환자로 다음 기준을 모두 충족하는 경우

- 연령 기준: 만 60세 이상
- 진단 기준: 의료기관에서 치매로 진단받은 환자(상병코드 F00~F03, G30 중 하나 이상 포함)
- 치료 기준: 치매 치료제를 복용하는 경우(보건소 사업 담당자를 통한 확인 필요)

② 지원 내용: 치매 치료 관리비 보험급여분 중 본인 부담금(치매약제비 본인 부담금+약 처방 당일의 진료비 본인 부담금)

③ 지원 금액: 사업 기간 내에 발생한 치매 치료 관리비 중 본인 부담금 월 3만 원(연 36만 원) 상한 내에서 실비 지원

(4) 치매 환자 상담 및 가족 교육

　① 치매 환자 간호, 치매 가족 구성원 간의 역할 분담 등에 관한 상담, 지원

　② 치매 노인 가족 모임 활성화

　③ 배회 가능 어르신 인식표 무료 보급: 경찰청 및 중앙치매센터에 등록된 고유 번
　　호가 기재된 인식표를 치매 노인과 가족에게 배부(시·군·구 보건소에 신청)

(5) 치매 예방 교육

　① 치매 질환과 치매 환자에 대한 이해, 치매 치료 및 관리 요령 등에 관한 교육

　② 치매 예방 및 사회적 편견 해소를 위한 교육

　③ 치매극복의 날 기념 행사, 치매 환자 간호 요령 배포 등

(6) 재가 치매 노인 관리

　① 치매 환자의 가정을 방문하여 질병의 진행 경과 및 증상을 관찰한다.

　② 치매 환자에 대한 치료 및 보호에 관한 정보를 안내한다.

(7) 치매안심요양병원(치매 전문병동) 등 지정, 운영

　① 공립 요양병원 중 일부에 치매 전문병동을 지정하여 치매로 인해 정신이상행동
　　증상(BPSD)을 보이는 환자를 관리한다.

　② 해당 지역 내의 입원하지 않은 경증 치매 환자에게 무료로 인지 증진 프로그램
　　을 실시한다.

　③ 치매 인식에 대한 개선 사업을 시행한다.

　④ 보건소에서 의뢰한 저소득층 치매 환자의 의료비를 경감해주는 등 지역사회에
　　서 치매를 관리하는 역할을 담당한다.

(8) 치매 상담 콜센터(전화번호 1899-9988, "18세부터 99세까지, 99까지 88하게")

치매에 관해 궁금하거나 상담하고 싶을 때 365일 24시간 언제나 통화할 수 있다. 상담 내용은 돌봄 상담(치매 환자 돌보기 기술, 가족의 부담, 환자 가족의 정서적 지지, 간병 스트레스 관리) 및 정보 상담(치매 원인 질병, 증상 및 치료, 치매 예방 방법, 지원 서비스, 정부 정책·제도 등) 등이다.

(9) 실종 노인 사업
실종 노인이 발생하면 아동·여성·장애인 경찰지원센터(전화번호 182)에 실종 신고를 하고 치매안심센터의 실종 치매 노인 지원 서비스를 이용할 수 있다. 지원 내용은 다음과 같다.

　① 실종 치매 어르신 가족에 대한 지원
　② 사진 홍보 및 캠페인 진행
　③ 시설 메일링 서비스
　④ 실종 대응 카드 등의 자료 제공
　⑤ 배회 가능 어르신이 실종되었을 때 쉽게 가정으로 돌아오도록 지원하는 인식표 보급
　⑥ 시설 보호 무연고 노인 및 실종 치매 노인의 신상 자료 관리
　⑦ 유전자 검사자의 신상 자료 관리

(10) 치매 노인 실종 방지 배회 감지기(GPS 위치추적기) 지원 사업
치매 노인의 위치를 GPS와 통신을 이용하여 가족이나 보호자에게 알려주는 서비스이며, 노인장기요양보험 수급자는 월 2,970원으로 이용할 수 있다.

노인 장기요양 서비스의 종류

장기요양 등급

① 장기요양 1등급: 심신의 기능 상태 장애로 일상생활에서 부분적으로 다른 사람의 도움이 필요하여 장기요양 인정 점수 95점 이상인 분

② 장기요양 2등급: 심신의 기능 상태 장애로 일상생활에서 상당 부분 다른 사람의 도움이 필요하여 장기요양 인정 점수 75점 이상 95점 미만인 분

③ 장기요양 3등급: 심신의 기능 상태 장애로 일상생활에서 부분적으로 다른 사람의 도움이 필요하여 장기요양 인정 점수 51점 이상 60점 미만인 분

④ 장기요양 4등급: 심신의 기능 상태 장애로 일상생활에서 일정 부분 다른 사람의 도움이 필요하여 장기요양 인정 점수 51점 이상 60점 미만인 분

⑤ 장기요양 5등급(치매 특별 등급): 치매 환자로서(「노인장기요양보험법」 제2조에 따른 노인성 질병으로 한정) 장기요양 인정 점수 45점 이상 51점 미만인 분

장기요양 급여의 종류

(1) 시설급여

시설급여는 장기요양기관이 운영하는 노인 의료복지시설 등에 장기간 입소하여 신체 활동 지원 및 심신 기능의 유지, 향상을 위한 교육, 훈련 등을 제공받는 것을 의미한다.

① 노인 요양 시설: 치매, 뇌혈관 질환 등 심신에 상당한 장애가 발생하여 도움이 필요한 환자를 입소시켜 급식, 요양, 그 밖에 일상생활에 필요한 편의를 제공한다.

② 노인 요양 공동 생활 가정: 치매, 뇌혈관 질환 등 심신에 상당한 장애가 발생하여 도움이 필요한 환자에게 가정과 같은 주거 여건에서 급식, 요양, 그 밖에 일상생활에 필요한 편의를 제공한다.

(2) 재가급여

① 방문 요양: 장기요양 요원이 장비를 가지고 수급자의 가정 등을 방문하여 목욕

서비스 등을 제공하는 장기요양 급여(식사 도움, 옷 갈아입기, 청소, 세탁, 말벗 등)

② 인지 활동형 방문 요양: 장기요양 요원이 장기요양 5등급 수급자에게 인지 관련 활동을 제공한다. 주 3회 이상 1회 방문당 2시간 이내의 서비스와 60분 이상의 인지기능 증진 프로그램을 진행한다.

③ 방문 목욕: 장기요양 요원이 목욕 설비를 갖춘 장비를 가지고 수급자의 가정 등을 방문하여 목욕 서비스를 제공하는 장기요양 급여

④ 방문 간호: 장기요양 요원인 간호사 등이 의사, 한의사 또는 치과의사의 지시에 따라 수급자의 가정 등을 방문하여 간호, 진료 보조, 요양에 관한 상담 또는 구강위생 등을 제공하는 장기요양 급여

⑤ 주·야간 보호: 수급자를 하루 중 일정한 시간 동안 장기요양기관에서 보호하여 신체활동 지원 및 심신 기능의 유지·향상을 위한 교육, 훈련 등을 제공하는 장기요양 급여

⑥ 단기 보호: 수급자를 월 15일 이내에서 일정 기간 동안 장기요양기관에서 보호하여 신체활동 지원 및 심신 기능의 유지·향상을 위한 교육, 훈련 등을 제공하는 장기요양 급여

(3) 가족요양비

수급자가 가족 등으로부터 방문 요양에 상당한 장기요양 급여를 받은 경우 해당 수급자에게 가족요양비를 지급할 수 있다.

(4) 요양병원 간병비

공단은 수급자가 요양병원에 입원했을 때 장기요양에 사용되는 비용의 일부를 요양원 간병비로 지급할 수 있다.

장기요양 급여 신청

① 신청인 및 대리인: 본인 또는 가족, 친족 또는 이해관계인, 사회복지 전담 공무원, 시장·군수·구청장이 지정한 자

② 신청 기관: 국민건강보험관리공단 전국 지사(노인장기요양보험 운영센터)

③ 신청 방법: 방문, 우편, 팩스, 인터넷

- 전화 신청: 전화번호 1577-1000
- 인터넷 신청: 인터넷으로 신청하는 경우 신청인 본인과 주민등록상 같은 세대의 직계혈족 또는 건강보험증에 등록된 가입자 또는 피부양자에 한한다. 65세 미만은 인터넷 신청을 할 수 없다.

④ 장기요양 서비스 신청 절차

- 관할 건강보험공단 지사에 신청서를 접수한다.
- 공단 담당자가 환자의 가정을 방문하는 일자를 알려주며, 시간이 맞지 않으면 가능한 날짜를 협의한다.
- 공단 담당자가 방문한 후 환자의 인지능력과 신체능력을 평가하고 의사 소견서 발급 의뢰서를 발행한다.
- 병원에서 환자의 상태에 관한 의사 소견서를 발급한 후 공단에 전송한다.
- 건강보험공단에서 등급 판정 회의를 실시한다.
- 보호자에게 등급 판정 결과를 통보한다.(약 15일 소요)
- 보호자 교육을 이수한다.
- 요양기관과 장기요양 이용 계약을 한 후 어르신 돌봄 서비스를 진행한다.

실기

음악치료

음악치료란?

우리나라 노인들에게 음악 활동을 권유하면 많은 분이 "나는 악기를 다루질 못해요", "클래식 음악은 어려워요", "저는 목소리가 좋지 않아 노래 잘 못해요"라면서 손사래를 친다. 하지만 젊은 시절 아기를 재울 때 자장가를 부르고, 혼자 있을 때 흥얼거리며 흘러간 노래를 부르기도 하고, 라디오에 나오는 음악에 맞춰 고개를 끄덕이며 박수를 쳐본 경험을 떠올린다면 음악은 특별한 사람들이 무대에서 하는 거창한 것이 아님을 깨닫게 된다. 음악은 자신이 기쁘거나 슬플 때 늘 함께해온 인생의 동반자임을 알게 되고, 오히려 자기 안에 잠재해 있던 '음악 아이(music child, 음악 본성)'를 발견할 수 있다.

특히 음악치료는 언어적 표현이 되지 않는 중등도 치매 노인도 장애 이전에 습득한 노래 부르기와 음악 감상이 가능하기 때문에 치료 대상의 적용 범위가 넓다는 장점이 있다.

음악치료의 의미

음악치료사들은 "어떤 질병에 어떤 음악을 들으면 효과가 좋은가요?"라는 질문을 많이 받는다. 이 질문은 음악 활동을 단순히 음악 감상에 한정하는 통념에서 비롯된 것이다. 음악 활동은 크게 음악 감상과 같은 소극적 방법과 노래 부르기 또는 악기 연주와 같은 적극적인 방법으로 구성된다. 적극적 음악 활동 중 노래 부르기와 악기 연주는 신체 및 인지기능이 퇴화하고 사회 활동이 저하한 노인들의 감각기관을 자극하고 신체 조절 능력과 집중력을 향상하는 비약물적 보완 요법으로 효과가 좋다.

다양한 음악치료 프로그램은 노인들에게 잊고 있었던 즐거운 경험들을 상기시키며 신체적·심리적 건강을 되찾고 노화나 질병의 진행이 지연되도록 도와준다. 특히 경도 인지장애나 초기 치매를 앓는 환자들의 인지기능을 향상하며 긍정적인 정서 및 자신감을 향상하는 데도 많은 도움이 된다. 또한 집단 음악치료는 그룹원들이 음악 활동을 매개로 자연스럽게 상호 교류하고 집단 내에서 자기 역할과 순서를 익히도록 하므로 사회 기술 향상에도 도움이 된다.

인간은 노화와 함께 찾아오는 신체적·심리적 차원의 부정적인 영향을 피할 수 없다. 특히 인지기능이 현저히 낮아진 노인들은 필연적으로 신체적 통증, 심리적 긴장, 사회적 스트레스 등을 경험하기 마련이다. 이러한 어려움을 겪는 노인들에 대한 음악 치료의 목적은 감각기관 훈련, 현실 인식, 재동기 유발, 체험과 이완, 오락과 취미생활로서 음악, 회고 등이다.

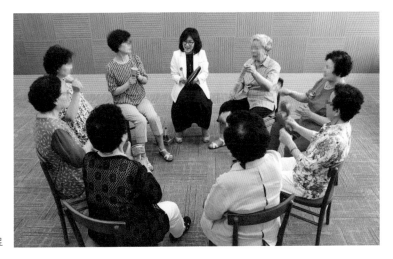
그룹음악치료

음악치료의 효과

신체 및 인지기능 강화

첫째, 청각, 시각, 촉각을 자극하는 감각 훈련을 통해 환경과의 접촉을 회복한다.

둘째, 노래를 부르거나 악기를 연주하면 폐활량이 늘고 대·소근육 기능, 신체 인식 및 조절력 등이 증가하여 신체 기능이 전반적으로 향상한다.

셋째, 구조화한 음악 활동과 지시에 따르는 경험이 축적되면서 주의력과 집중력이 높아진다.

넷째, 지남력을 포함한 현실 인식을 통하여 인지 능력이 높아진다.

다섯째, 유년기의 동요나 민요, 젊은 시절의 유행가요 등은 그 시기의 기억을 자극하고 과거를 회고하게 하여 장기 기억력을 촉진한다.

정서 안정 및 사회 교류 기술 강화

첫째, 자신이 처한 고립 상태에서 벗어나 환경을 편안하고 안전한 것으로 받아들임으로써 정서적 안정감이 커진다.

둘째, 타인과의 상호적인 음악 활동과 언어 교류를 자극하여 사회성을 높이고 대인 관계를 향상한다.

셋째, 음악을 통한 오락과 취미생활을 즐김으로써 긍정적 경험을 촉진하고 친밀함과 편안함, 활력을 증진한다.

넷째, 음악을 통한 강한 연상 작용을 경험하며 지나간 인생을 회고하면서 자신에 대한 긍정적인 모습과 자부심을 발견할 수 있다.

음악치료사의 태도

음악치료에서 가장 중요한 것은 일반인에게는 아주 쉬운 노래 부르기나 간단한 리듬을 모방하는 것조차도 치매 노인들에게는 어려운 활동임을 인식해야 한다는 점이다. 그러므로 모든 활동을 진행할 때 낮은 단계의 활동부터 반복하여 더 높은 단계로 나아

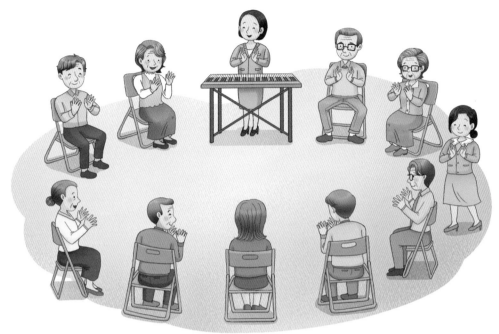

음악치료 그룹 배치도

감으로써 환우들이 부담감이나 긴장감 없이 즐겁게 활동하도록 배려해야 한다. 또 간단한 활동이라도 "네, 좋아요", "잘하셨어요", "우리 모두를 위해 박수를 칠까요" 등의 끊임없는 긍정적인 반응을 보여주고 칭찬함으로써 활동에 대한 자신감과 성취감을 느끼도록 해줄 필요가 있다. 또한 노래 부르기나 악기 연주할 때 치료사가 모델링(시범)을 정확히 보여주고 언어적으로 분명히 지시하여 환자가 활동을 최대한 정확히 인지하고 수행하도록 안내해야 한다.

대상 파악

환자의 증상을 이해해야 알맞은 음악치료를 할 수 있으므로 환자의 활동 수준이 어느 정도인지를 먼저 이해해야 한다.

인원 및 자리 배치

음악치료를 할 때는 치료사와 그룹원들이 함께 나란히 앉아 서로를 볼 수 있도록 원이나 ㄷ자 형태로 자리를 배치한다. 대개 원형으로 자리를 배치한 하나의 대그룹이 기본이며, 악기를 연주하거나 노래를 부를 때 필요에 따라 세부 그룹을 나눈다. 인원은 10명 내외로 한다. 집단 음악치료는 활동 수준이 높은 환자와 낮은 환자를 교차로 배치하여 환자들끼리 상호작용하고 교류하는 기회를 제공해야 한다. 활동 수준이 낮은 환자는 옆에 보조 진행자를 배치하거나 치료사가 개별적으로 중재하기 좋은 위치에 배치하여 능동적으로 활동할 수 있게 돕고 전체적인 음악 활동의 흐름이 끊기지 않도록 해야 한다.

기본적인 음악치료 방법

음악치료는 1회 60분으로 진행하며, 도입 활동 → 본활동 → 마무리 활동으로 이루어진 3단계로 구성한다.

도입 활동(15분)

본격적인 음악활동에 들어가기 전에 환영 인사, 안부 묻고 나누기, 〈헬로송: 안녕하세요 여러분〉 부르기 등을 한다. 일종의 웜업(warm-up) 단계에 해당한다.

　① 〈헬로송〉 부르기
　〈헬로송〉은 프로그램의 시작을 알리고 그룹원들끼리 인사 및 악수, 하이파이브를 하도록 유도하여 친밀감을 형성하고 프로그램에 몰입하도록 돕는다.

〈헬로송〉: 안녕하세요 여러분

안녕하세요 여러분 만나서 반가워요.
1. 우리 모두 함께해요 즐거운 이 시간.
2. 우리 모두 악수해요 흥겨운 이 시간.
3. 우리 모두 파이팅 신나는 이 시간.

안녕하세요 여러분

작사·작곡 이소영

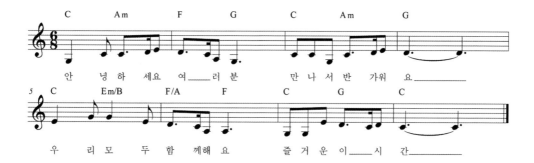

② 게임

리듬에 맞춰 에그셰이커 같은 '작은 악기를 돌리는 게임', 본인의 소고와 옆 사람의 소고를 박자에 맞춰 번갈아 치는 '리듬 게임', 리듬에 맞춰 자신의 별명을 선창하고 타인의 별명을 후창하는 '별명 부르기 게임' 등으로 다양하게 구성한다. 이 활동은 협동의 원리에 바탕하여 그룹원들끼리 상호작용하고 협응력을 높이는 데 도움이 된다.

에그셰이커 돌리기

- 둥글게 원을 이루어 앉는다.

- 왼손을 내밀어 손바닥이 하늘을 보게 편다.

- "내 손 옆 손"을 외친다. 이때 각각 한 박씩 박자에 맞추어 오른손으로 자신의 왼손과 오른편 사람의 왼손을 번갈아가며 친다.

- "내 손 옆 손" 구령에 맞춰 에그셰이커를 오른쪽으로 돌린다.

- 에그셰이커 개수를 점점 늘려간다.

- 〈퐁당퐁당〉 노래를 부르며 에그셰이커 돌리기를 반복한다.

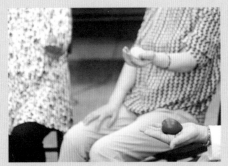
왼손에 에그셰이커 올리기

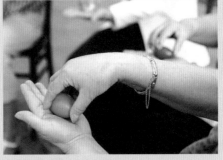
오른손으로 에그셰이커 잡기

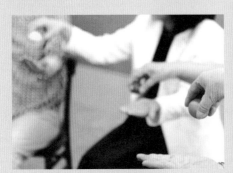
옆 사람에게 에그셰이커 옮기기

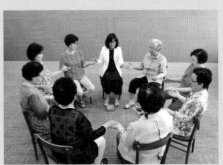
에그셰이커 돌리기

본활동(40분)

본활동은 노래 부르기 및 가사 바꾸기, 악기 연주로 구성한다. 하나의 노래를 선택하여 한두 가지 활동을 주제에 맞게 연계하여 진행한다.

(1) 노래 부르기

노래 부르기의 치료 목적은 4가지다.

첫째, 신체적 측면에서 호흡 기능을 강화한다.

둘째, 인지적 측면에서 회고를 포함한 장기 기억과 가사 외우기 등의 단기 기억력 향상에 도움이 된다.

셋째, 언어적 측면에서 박자에 맞춰 가사를 붙이는 연습을 하므로 말하기 능력이 향상되고, 가사 토의 등을 통해 의사소통 능력이 향상된다.

넷째, 정서적 측면에서 자기표현을 통해 자긍심을 향상하고, 좋아하는 노래를 부르므로 미적 만족감과 즐거움을 불러일으킨다.

노래 부르기 활동은 호흡 운동과 발성 연습, 노래 감상, 가사 토의, 노래 부르기 및 가사 바꾸기 등으로 구성한다.

① 호흡 운동

복식호흡은 먼저 몸이 이완되도록 허리를 똑바로 펴고 목과 어깨 등의 긴장을 푼 상태에서 시작한다. 복식호흡은 흉식호흡과 다르게 횡격막과 복근, 즉 아랫배를 이용하여 호흡하는 것이다.

- 들숨: 코로 들이쉬는데 천천히 하나, 둘을 센다. 이때 배에 손을 얹어 배가 불룩하게 나오는 것을 느낀다.
- 날숨: 입술을 오므려 물방울을 크게 부풀리듯 천천히 내쉰다. 들숨보다 2배 긴 시간 동안 한다. 이때 배에 얹은 손으로 배가 등 쪽으로 들어가 바람 빠진 풍선처럼 홀쭉해지는 것을 느낀다.

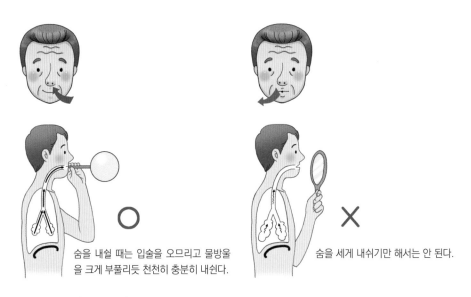

숨을 내쉴 때는 입술을 오므리고 물방울을 크게 부풀리듯 천천히 충분히 내쉰다.

숨을 세게 내쉬기만 해서는 안 된다.

입 모으기 호흡(들숨과 날숨)

② 호흡근 스트레칭

- 1단계: 숨을 마시며 양쪽 어깨를 천천히 올린다. 숨을 내쉬며 어깨를 내린다.
- 2단계: 양손을 가슴에 얹고 숨을 내쉰다. 가슴을 누르고 마시며 목을 뒤로 젖힌다. 내쉬며 목을 바로 한다.
- 3단계: 머리 뒤로 양손을 깍지 낀 후 숨을 마시고 내쉬며 팔을 위로 쭉 뻗는다. 다 내쉬면 목을 앞으로 숙이고 한 번 더 숨을 마신다. 내쉬며 손을 머리 뒤로 내린다.
- 4단계: 양손을 깍지 낀 후 숨을 마시고, 내쉬며 팔을 앞으로 뻗어 등을 둥글게 구부린다. 다 내쉬면 그 자세에서 숨을 마신다. 내쉬면서 손과 등을 원래대로 한다.
- 5단계: 한 손을 머리에, 다른 한 손은 허리에 놓고 숨을 마신다. 다 마시면 내쉬며 몸을 옆으로 기울인다. 다 내쉬면 마시며 몸을 원래대로 한다. 손을 반대로 하여 몸을 반대쪽으로 기울인다.

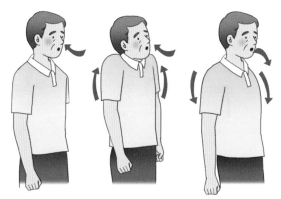

호흡근 스트레칭 1단계: 어깨 올리고 내리기

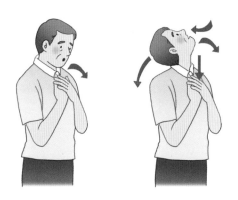

호흡근 스트레칭 2단계: 손을 가슴에 얹고 가슴 근육 늘리기

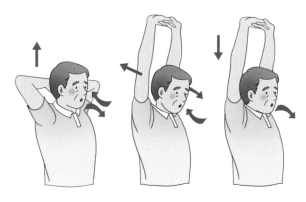

호흡근 스트레칭 3단계: 양팔을 위로 뻗어 가슴 근육 늘리기

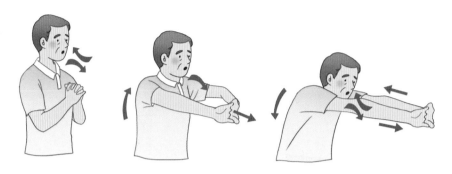

호흡근 스트레칭 4단계: 등을 둥글게 말아 등 근육 늘리기

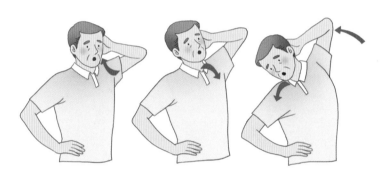

호흡근 스트레칭 5단계: 몸을 옆으로 기울여 옆구리 늘리기

③ 발성 연습하기

- 숨을 길게 들이쉬고 음성 없이 '후'로 내뱉는다.
- 숨을 길게 들이쉬고 음성 없이 '쉬'로 내뱉는다.
- 들숨 후 날숨에서 한 음으로 '아'를 유지한다.
- 들숨 후 날숨에서 상향하는 음고를 유지한다.
- 들숨 후 날숨에서 하향하는 음고를 유지한다.
- 들숨 후 날숨에서 점점 크게 소리를 낸다.
- 들숨 후 날숨에서 점점 작게 소리를 낸다.

④ 노래 감상하고 가사에 관해 토의하기

먼저 음원을 들으며 가사와 멜로디에 집중한다. 반복하여 들으며 따라 부를 수 있는 노래는 작은 소리로 흥얼거린다. 이때 가사를 잘 음미하고 가사와 관련된 치료사의 질문에 대답한다. 이후 노래 제목이나 당시 노래를 불렀던 가수 이름 등을 퀴즈 형식으로 맞힌다. 가사에 나오는 내용과 자신의 젊은 시절 혹은 현재 상태와 연관하여 이야기를 나눈다.

⑤ 노래하기

처음부터 끝까지 가사를 정확히 발음하며 부른다. 한 악구씩 끊어 치료사가 부른 후 따라 부른다. 이후 두 그룹으로 나누어 부르거나 제창과 독창을 구분하여 부른다. 노래할 때 리듬에 맞춰 손뼉을 치거나 어깨춤을 춘다.

(2) 가사 바꾸기

특정 부분의 가사를 그룹원들이 직접 바꿔본다. 예를 들어 원래 가사가 "당신 생각에"라면 '당신' 대신 '남편' 혹은 '아들'로, 원래 가사가 "나의 살던 고향은 꽃피는 산골"이라면 '산골' 대신 자신의 고향 이름을 넣어 노래한다. 가사를 바꿀 때는 노래를 자연스럽게 부르기 위해 원래 가사의 글자 수를 많이 넘지 않는 선에서 운율을 지킨다.(예: '바라볼' 수 있어서 → '노래할' 수 있어서)

(3) 악기 연주

① 악기

노인 음악치료에 사용하는 악기는 다양하나 여기서는 현장에서 쉽게 사용할 수 있는 에그셰이커, 소고, 핸드벨을 소개한다. 선율 악기는 핸드벨, 리듬 악기는 소고로 지칭하지만 현장에서 핸드벨은 공명 실로폰으로, 소고는 다양한 리듬 악기(페들드럼, 탬버린, 우드블럭, 핸드 드럼 등)로 대신할 수도 있다.

- 에그셰이커: 손에 쥐고 흔드는 달걀 모양의 악기이다.
- 소고: 우리나라의 전통 타악기 중 하나로, 오른손잡이 기준으로 왼손으로 악기 본체를 잡고 오른손으로 채를 잡아 두드린다.
- 핸드벨: 손과 팔을 이용하여 소리를 내는 벨이다. 엄지손가락으로 끝부분을 누르거나 팔을 흔들며 연주하며, 색깔별로 음의 높이가 다르다. 빨간색은 도(c), 주황색은 레(d), 노란색은 미(e), 초록색은 파(f), 하늘색은 솔(g), 파란색은 라(a), 보라색은 시(b)이다.

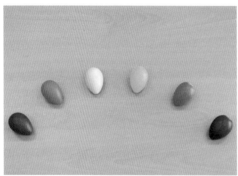

에그셰이커

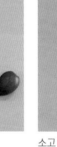

소고

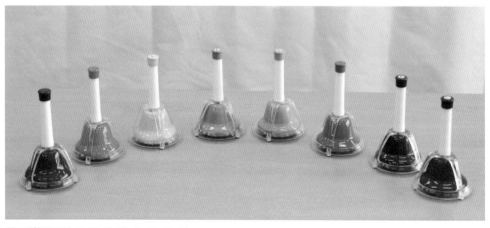

핸드벨(왼쪽부터 도-레-미-파-솔-라-시-도)

② 연주하기

- 노래에 맞춰 리듬 악기(소고)를 연주한다.
- 노래의 쉼표 부분에서만 악기를 연주하는 구조화한 리듬을 연주한다.
- 색깔 가사보를 보며 박자에 맞춰 핸드벨을 연주한다.

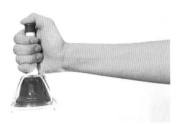
핸드벨 연주법 1: 엄지손가락으로 누르기

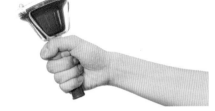
핸드벨 연주법 2: 팔로 흔들어 소리 내기

마무리 활동(5분)

활동하며 떠오른 생각과 느낌, 소감 등을 자유롭게 말하고 〈굿바이송〉을 부르며 오늘 어떤 활동을 잘했는지 상기한다. 소감을 나눌 때는 돌아가면서 한 단어나 한 문장으로 짧게 현재 기분을 말한다. 예를 들어 '참 즐거워요', '기뻐요', '고마워요', '기분이 좋아요' 등으로 소감을 나눈다.

TIP 처음 시작할 때 인도자가 모델링을 해준다. 모델링을 하지 않고 소감을 말하라고 하면 말을 길게 하는 환자와 아예 안 하는 환자가 있으므로 짧은 시간에 정리하기 어렵다. "참 행복해요", "즐거웠어요" 등으로 먼저 소감을 말하고 그룹원들이 차례로 소감을 말할 수 있도록 인도한다.

이후 흥겨운 세마치장단의 〈진도아리랑〉을 개사한 노래인 〈굿바이송〉을 부른다. 인도자는 노래를 부르기 전에 오늘 무슨 활동을 했는지, 서로의 활동을 상기하고 무엇을 잘했는지 물어본다. 예를 들어 본활동에서 〈고향의 봄〉을 노래하고 핸드벨 연주를 했다면 인도자가 "잘했네 잘했어 무엇을 잘했나" 하고 물으면 그룹원들은 "노래와 악기 연주(혹은 핸드벨 연주)를 신나게 잘했네"라고 대답하게 한다.

〈굿바이 송〉: 잘했네 잘했어

아리 아리랑 쓰리 쓰리랑 아라리가 났네.

아리랑 응응응 아라리가 났네.

잘했네 잘했어 무엇을 잘했나.

노래와 악기 연주를 신나게 잘했네.

아리 아리랑 쓰리 쓰리랑 아라리가 났네.

아리랑 응응응 아라리가 났네.

잘했네 잘했어(마치는 노래)

이소영 작사, 〈진도아리랑〉 개사곡

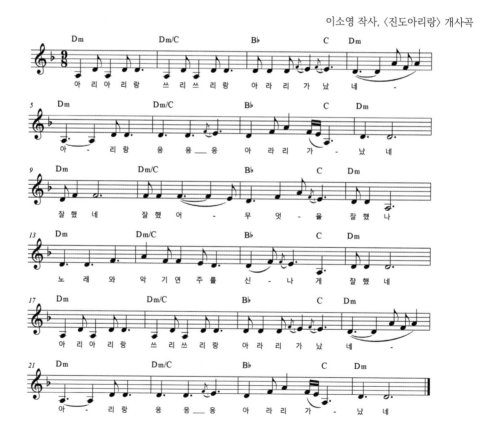

현장에서 적용할 수 있는 음악치료를 10회기로 구성하여 그 매뉴얼을 소개한다. 여기서는 본활동만 소개하지만 현장에서 적용할 때는 〈헬로송〉과 〈굿바이 송〉을 추가하도록 한다.

1회기 〈실버아리랑〉 부르기와 소고 치기(소요 시간: 40분)

활동 목적

주의집중력을 향상하고 그룹 응집력을 강화하며 긍정적 정서를 증진한다.

기대 효과

평소 친숙한 아리랑을 노래함으로써 노래 부르기에 대한 거부감과 어색함을 없애준다. 60세부터 100세에 이르기까지 건강하게 살아야 하는 이유를 담은 가사를 부름으로써 정서적 즐거움을 유발한다. 각 절에 담긴 가사의 의미를 이해하고 암기함으로써 주의력 및 단기 암기력을 향상한다.

〈실버아리랑〉

(후렴) 아리랑 아리랑 아라리요 아리랑 고개를 넘어간다.
1. 60에 저승사자가 날 데리러 오거든 너무 젊어서 못 간다고 전해라.
2. 70에 저승사자가 날 데리러 오거든 애인이 새로 생겨서 못 간다고 전해라.
3. 80에 저승사자가 날 데리러 오거든 부모님이 살아계셔서 못 간다고 전해라.
4. 90에 저승사자가 날 데리러 오거든 이래 봬도 아직은 쓸 만하다 전해라.
5. 100세에 저승사자가 날 데리러 오거든 좋은 날 받아서 간다고 전해라.

준비물

가사보, 소고

활동 내용

① 전통민요 〈아리랑〉을 다 같이 부른다.

　"아리랑 아리랑 아라리요, 아리랑 고개를 넘어간다.

　나를 버리고 가시는 님은 십 리도 못 가서 발병 난다."

② 가사보를 보며 〈실버아리랑〉을 다 같이 부른다.

③ 노래 부르기 활동이 익숙해지면 소고를 나눠주고, '쿵짝짝' 리듬에 맞춰 소고를 치며
　노래한다.

④ 가사보를 보지 않고 가사 내용에 대한 질문과 답을 나눈다. 예를 들면 다음과 같다.

- 60(혹은 70, 80, 90)세에 저승사자가 왔을 때 따라가지 않는 이유는 무엇일까?
- 100세에 저승사자가 왔을 때 노래의 화자는 어떻게 한다고 했는가?
- 부모님이 살아 계셔서 못 가는 나이는 몇 살일까?
- 가장 마음에 드는 나이는 몇 살인가?

⑤ 다섯 개의 소그룹이 돌아가며 60세부터 100세까지 나누어 부른다.

⑥ 독창으로 부르고 싶은 분들을 정하여 독창자가 자기 차례에 맞춰 큰 소리로 노래한다.

⑦ 후렴구에서는 소고를 한 박씩 치며 노래하고, 독창 부분에서는 노래만 한다.

활동 난이도

낮음	높음
• 가사를 음미하며 큰 소리로 노래한다. • 소고를 치며 흥겹게 노래한다.	• 되도록 가사를 보지 않고 외워서 부른다. • 후렴구는 다 같이 부르고 각 절은 독창자를 정하여 노래한다. • 후렴구에서 소고를 치고 각 절에서는 노래만 한다. • 가사를 바꿔 노래한다. 예: 70에 저승사자가 날 부르러 오거든 '손주가 생겨서' 못 간다고 전해라.

치료사 역할

① 가사를 큰 소리로 다 같이 리듬에 맞추어 낭송하도록 시킨다.

② 가사의 의미와 내용을 생각할 수 있도록 가사에 대한 적절한 질문과 토론을 인도한다.

③ 후렴구와 각 절을 나누어 순서와 구조를 인식하게 한다.

④ 가사를 바꾸고 싶은 부분이 있는지 확인하고 가사를 스스로 바꿀 수 있게 한다.

  예: 100세에 저승사자가 날 데리러 오거든 '좋은 날 받아도 안 간다고 전해라'

TIP 노래와 소고 치기를 동시에 진행하다 보면 어르신들이 노래만 부르거나 소고만 치는 등 한 가지 활동에만 집중하기 쉽다. 그런 분들에게는 치료사가 개입하여 노래와 소고 치기를 동시에 수행하는 복합 과제를 잘 할 수 있게 독려한다.

2회기 〈꿩꿩 장 서방〉 부르기와 가사 바꾸기(소요 시간: 40분)

활동 목적

주의집중력을 강화하고 질문에 대한 응답 능력을 향상하며 그룹의 응집력을 높이고 정서적으로 안정시킨다.

기대 효과

주어진 구조 안에서 노래 가사를 바꿔 질문과 대답을 함으로써 자신을 표현하고 타인에 대한 관심을 높인다. 이를 통해 그룹원 간의 상호 친밀성을 도모한다.

준비물

가사보

활동 내용

① 〈꿩꿩 장 서방〉을 다 같이 부른다.

② 가사를 보지 않고 노래 내용과 관련한 치료사의 질문에 답하게 한다. 예를 들면 다음과 같다.

- 이 노래에 나오는 동물은 무엇일까?
- 이 노래에 나오는 동물은 수컷일까? 암컷일까? 그 이유는 무엇일까?
- 장 서방이 좋아하는 음식은 무엇일까?
- 꿩이 수컷이라면 순 우리말로 수컷 꿩을 가리키는 단어는 무엇일까?

③ 다시 가사를 음미하며 노래를 부르되 두 그룹으로 나누어 한 그룹이 질문 부분을 부르면 다른 한 그룹이 응답 부분을 부른다.

④ 그룹원들끼리 차례로 본인의 애칭(예: 흑곰, 진달래, 까치 등)을 정하고 자신이 사는 지역과 좋아하는 음식, 함께 사는 가족에 대해 얘기를 나눈다.

⑤ 가사를 바꿔 치료사가 그룹원에게 질문으로 노래하면 자신의 차례에 응답한다.

(후렴) 흑곰 님 흑곰 님 흑곰 님 흑곰 님	
질문(치료사)	응답(흑곰 님)
① 어디 어디 사세요.	① 화정동에 삽니다.
② 무얼 먹고 사세요.	② 김치 먹고 삽니다.
③ 누구하고 사세요.	③ 부인하고 삽니다.

꿩꿩 장 서방

(후렴) 꿩꿩 장 서방 꿩꿩 장 서방

1. 어디 어디 사느냐, 저 산 밑에 산다.

2. 무얼 먹고 사느냐, 콩 까 먹고 산다.

3. 누구하고 사느냐, 새끼하고 산다.

활동 난이도

낮음	높음
• 〈꿩꿩 장 서방〉 원곡을 익숙할 때까지 부른다. • 치료사가 질문 부분을 노래하면 그룹원들은 답 부분을 노래한다.	• 후렴구는 다 같이 부르고 질문을 돌아가면서 맡아 해본다. • 두 그룹으로 나누어 질문과 응답을 한 후 다시 역할을 바꾸어 노래한다. • 노래 가사 바꾸기가 끝난 후 자기 이야기를 요약하여 말해본다. 　예: 나 '흑곰'은 '화정동'에서 '부인'과 '김치' 먹고 산다. 　　　나 '진달래'는 '원당'에서 '딸'과 '밥' 먹고 산다.

치료사 역할

① 다 같이 큰 소리로 가사를 리듬에 맞춰 낭송하도록 인도한다.

② 노래를 세 부분(후렴구-질문-대답)으로 나누어 각 부분을 치료사가 먼저 부르고 그룹원들이 따라 부르게 한다.

③ 세 부분으로 나뉜 구조를 잘 인식할 수 있도록 노래를 각 부분마다 나누어 반복적으로 부른다.

④ 치료사가 질문을 하고 한 명씩 돌아가면서 대답 부분을 부르게 한다.

⑤ 치료사는 전체를 안내하지만 그룹원들이 질문과 대답을 나누어 부를 수 있도록 유도한다.

⑥ 대답 부분의 노래를 잘하면 즉시 잘했다는 보상 멘트를 한다.

⑦ 노래를 마치면 모두가 잘했다는 뜻에서 후렴구 운율을 "꿩꿩 장 서방" 대신 "잘했다 잘했어 우리 모두 잘했다"라는 가사로 노래하게 한다.

TIP • 〈꿩꿩 장 서방〉 노래 부르기는 후렴구와 질문-응답의 구조가 명확해서 노래의 구조를 인식하고 질문과 대답의 순서를 잘 지키는 훈련에 적절하다.

• 가사를 얼마나 기억하는지 퀴즈를 내고 이에 대답하게 함으로써 인지력 향상을 도모할 수 있다.

• 환자들이 원곡을 충분히 많이 따라 부르고 가사를 숙지한 후 가사 바꾸기를 시도한다.

3회기 〈그대 없이는 못 살아〉 부르기와 소고 치기(소요 시간: 40분)

활동 목적

주의집중력을 향상하고 리듬 반응과 협응 능력, 신체 조절 능력을 강화하며 긍정적 정서를 함양한다.

기대 효과

주어진 구조 안에서 요구되는 박자와 리듬을 악기로 연주함으로써 리듬 반응과 신체 협응을 유도하고 신체 조절력을 증강한다. 타인에 대한 친밀감과 애정이 담긴 가사를 부름으로써 정서적 즐거움을 유발한다. 노래를 부르는 부분과 리듬을 연주하는 부분을 나누어 연주하고 그룹을 나누어 각자 자신의 차례에 적절히 반응하도록 하여 구조 및 패턴 인식에 도움을 준다.

준비물

가사보, 소고

〈그대 없이는 못 살아〉(리듬+가사)

좋아해 (!!) 좋아해 (!!) 당신을 좋아해 (!!!)

저 하늘에 태양이 돌고 있는 한 당신을 좋아해 (!!!)

좋아해 (!!) 좋아해 (!!) 당신을 좋아해 (!!!)

밤하늘에 별들이 반짝이는 한 당신을 좋아해 (!!!)

그대 없이는 못 살아 (!!) 나 혼자서는 못 살아 (!!)

헤어져서는 못 살아 (!!) 떠나가면 못 살아 (!!!)

활동 내용

① 치료사가 제공하는 음원을 통해 〈그대 없이는 못 살아〉를 듣는다.

② 가사보를 보며 다 같이 노래를 부른다.

③ 가사를 한 절씩 낭송하고 가사 내용을 숙지하며 소감을 나눈다.

④ 치료사가 노래를 부르며 가사보에 제시된 느낌표의 수만큼 소고로 악구의 끝에서 리듬을 친다.(!!: 2번, !!!: 3번)

⑤ 한 악구씩 나누어 치료사의 모델링을 따라 그룹원들이 주어진 박자에 맞춰 소고를 친다.

⑥ 소고 치기가 익숙해지면 그룹원들이 노래를 부르며 소고를 친다.

⑦ 두 그룹으로 나누어 한 그룹은 노래를 부르고 다른 한 그룹은 소고만 친다.

⑧ 역할을 바꿔 반복한다.

활동 난이도

낮음	높음
• 가사를 음미하며 큰 소리로 노래한다. • 치료사가 부르는 노래를 들으며 소고를 친다. • 노래를 부르며 주어진 박에 맞춰 소고를 친다.	• 되도록 가사를 보지 않고 외워서 부른다. • 두 그룹으로 나누어 한 그룹은 노래하고 다른 한 그룹은 소고를 친다. • 가사의 내용에 대한 질문과 답을 한다. • 가사를 바꿔 노래한다.

치료사 역할

① 다 같이 리듬에 맞춰 큰 소리로 가사를 낭송하도록 안내한다.

② 가사의 의미와 내용을 생각할 수 있도록 가사에 대한 적절한 질문과 토론을 인도한다.

③ 한 악구씩 끊어서 노래 부르고, 노래가 쉬는 박자에서 정확히 소고를 몇 번 치는지 모델링을 해준다.

④ "좋아해 좋아해 당신을 좋아해"에서 '당신' 대신 좋아하는 가족이나 친구의 이름을

넣어 차례로 노래를 부르게 한다. 예: 좋아해 좋아해 (순영이)를 좋아해.

- 노래를 부르다가 느낌표 부분에서만 소고를 치는 것은 구조적인 리듬 패턴을 인식하는 복잡한 과제이므로 노래 부르기와 소고 치기를 각각 충분히 연습한 후 두 과제를 동시에 수행하는 단계로 넘어가야 한다.
- 노래 부르기와 소고 치기 활동이 익숙해진 상태에서 동시에 복합 과제를 전개하더라도 환자들은 한 가지 활동에만 집중하기 쉽다. 예컨대 노래를 하지 않고 소고만 치거나, 노래는 하되 소고를 정확한 타점에 치지 않는 경우가 많다. 그런 분들에게는 치료사가 개입하여 노래와 소고 치기를 동시에 정확하게 할 수 있도록 반복시킨다.
- 노래와 소고 치기를 동시에 진행할 때 소고를 노래가 멈추는 쉼표 부분에서 치지 않고 노래와 함께 계속 소고를 자동적으로 한 박씩 치기 쉽다. 노래의 매 박에 자동반사적으로 소고를 치는 환자가 있으면 치료사가 개입하여 노래할 때는 소고 치기를 멈추고 노래가 끝나는 쉼표 공간에서 소고를 치도록 인지시킨다.

4회기 〈님과 함께〉 부르기와 소고 치기(소요 시간: 40분)

활동 목적

주의집중력과 리듬 반응, 신체 협응 능력을 강화하며 신체 조절 능력과 대·소근육 운동 기술을 향상한다.

기대 효과

주어진 구조 안에서 필요한 박자와 리듬을 악기로 연주함으로써 주의집중력을 향상뿐만 아니라 리듬 반응과 신체 협응 및 조절력을 증강한다.

준비물

가사보(리듬+가사), 소고

〈님과 함께〉(리듬+가사)

저 푸른 초원 위에 (!!!!) 그림 같은 집을 짓고 (!!!!)

사랑하는 우리 님과 (!!!!) 한 백 년 살고 싶어 (!!!!)

봄이면 씨앗 뿌려 (!!!!) 여름이면 꽃이 피네 (!!!!)

가을이면 풍년 되어 (!!!!) 겨울이면 행복하네 (!!!!)

멋쟁이 높은 빌딩 으스대지만 (!)

유행 따라 사는 것도 제멋이지만 (!)

반딧불 초가집도 님과 함께면 (!)

나는 좋아 나는 좋아 님과 함께면 (!)

님과 함께 같이 산다면 (!!!)

저 푸른 초원 위에 (!!!!) 그림 같은 집을 짓고 (!!!!)

사랑하는 우리 님과 (!!!!) 한 백 년 살고 싶어 (!!!!)

한 백 년 살고 싶어 (!!!!) 한 백 년 살고 싶어 (!!!!)

활동 내용

① 치료사가 제공하는 음원을 통해 〈님과 함께〉를 듣는다.

② 가사보를 보며 〈님과 함께〉를 다 같이 부른다.

③ 치료사가 노래를 부르며 가사보에 제시된 느낌표의 수만큼 소고로 악구의 끝(노래
　가 쉬는 부분)에 리듬을 친다.(!: 1번, !!!: 3번, !!!!: 4번)

④ 한 악구씩 나누어 치료사의 모델링을 따라 그룹원들이 주어진 박자에 소고를 친다.

⑤ 소고 치기가 익숙해지면 그룹원들이 노래 부르며 소고를 친다.

⑥ 두 그룹으로 나누어 한 그룹은 노래를 하고 다른 한 그룹은 소고만 친다.

⑦ 역할을 바꾸어 반복한다.

활동 난이도

낮음	높음
• 〈님과 함께〉 원곡이 익숙해질 때까지 큰 소리로 노래한다. • 치료사가 부르는 노래를 들으며 소고를 친다. • 노래를 부르며 주어진 박에 소고를 친다.	• 각 그룹원이 한 구절씩 돌아가며 노래한다. • 치료사가 노래 가사와 관련된 질문을 하고 그룹원이 대답한다. • 그룹원이 돌아가며 한 구절씩 노래하고, 나머지 그룹원이 가사보에 맞추어 제시된 리듬을 연주한다.

치료사 역할

① 다 같이 큰 소리로 리듬에 맞추어 가사를 낭송하도록 한다.

② 한 악구씩 끊어서 노래를 부르고, 노래가 쉬는 박자에 소고를 몇 번 치는지 정확하게 모델링을 제공한다.

③ 한 악구씩 부분 연습을 시킨다.

④ 가사 내용에 알맞은 질문을 한다.

　예: 봄에는 무엇을 한다고 했나요? 여름에는 어떻게 된다고 했나요? 가을에는 어떻게 된다고 했나요? 겨울에는 어떻게 된다고 했나요?

• 노래를 부르다가 쉼표 부분에서만 소고를 치는 것은 구조적인 리듬 패턴을 인식하는 복잡한 과제이므로 각각 충분히 연습한 후 두 가지 과제를 동시에 수행하는 단계로 넘어가야 한다.

• 노래 부르기와 소고 치기를 동시에 진행하다 보면 환자들이 노래만 부르거나 소고만 치는 등 한 가지 활동에만 집중하기 쉽다. 그런 분들에게는 치료사가 개입하여 노래 부르기와 소고 치기를 동시에 수행하도록 독려한다.

• 노래 부르기와 소고 치기를 동시에 진행할 때 소고를 노래가 멈추는 쉼표 공간에서만 치지 않고 노래와 함께 계속 소고를 자동적으로 한 박씩 치기 쉽다. 소고를 노래의 매 박에 자동반사적으로 치는 분들에게는 치료사가 개입한다. 노래할 때는 소고 치기를 멈추고 노래가 끝나는 쉼표 공간에 비로소 소고를 칠 수 있도록 인지시킨다.

5회기 〈고향의 봄〉 부르기와 핸드벨 연주(소요 시간: 40분)

활동 목적
주의집중력과 신체 조절 능력을 향상하고 눈-귀-손의 협응 능력을 강화하며 긍정적 정서를 북돋우고 어려운 과제를 수행하는 데 따른 자존감 향상을 도모한다.

기대 효과
친숙한 동요를 부름으로써 어린 시절과 고향을 회상하며 긍정적 정서를 함양할 수 있다. 색깔 가사보를 보며 주어진 박자에 따라 자신의 순서에 맞추어 정확한 동작으로 악기를 연주함으로써 눈-귀-손의 협응 능력을 향상한다. 자신의 악기와 색깔 가사보를 번갈아 보며 치료사의 지시에 따라 자신의 차례에 정확히 연주하면서 주의집중력을 향상한다. 노래와 악기를 동시에 연주하므로 화음을 들으며 미적 즐거움을 느끼고 과제 수행력이 높아짐에 따라 자존감이 향상된다.

준비물
색깔 가사보, 핸드벨(하늘색, 노란색, 주황색)

활동 내용
① 치료사가 제공하는 음원을 통해 〈고향의 봄〉을 듣는다.
② 가사보를 보며 〈고향의 봄〉을 다 같이 부른다.
③ 가사를 한 절씩 낭송하고 가사에 대한 이야기를 나눈다. 예를 들면 다음과 같다.
   - 고향이 어디인가?
   - 이 노래에 나오는 꽃 이름은 무엇인가?
   - 봄에 피는 꽃은 무엇일까?
④ 두 그룹(혹은 세 그룹)으로 나누어 핸드벨을 각 그룹별로 나눈다.

〈고향의 봄〉

난이도: 낮음

G 키(key), 노래 시작음: 레, 핸드벨 시작음: 솔

나 의 살던   고 향은 꽃 피는 산 골
복 숭아꽃   살 구꽃 아 기 진달 래
울 긋불긋 꽃 -대궐 차 리인동 네
그 속에서   놀 던 때가 그 립습니 다

꽃 -동네   새 동네 나 의 옛 고 향
파 -란들   남 쪽에서 바 람이 불 면
냇 -가에   수 양버들 춤 추는 동 네
그 속에서   놀 던 때가 그 립습니 다

난이도: 높음

G 키(key), 노래 시작음: 레, 핸드벨 시작음: 솔

나 의 살던   고 향 은 꽃 피는 산 골
복 숭 아꽃   살 구꽃 아 기 진 달 래
울 긋불긋   꽃 -대 궐 차 리인동 네
그 속 에 서   놀 던 때 가 그 립 습니 다

꽃 -동네   새 동 네 나 의 옛 고 향
파 -란들   남 쪽 에서 바 람 이 불 면
냇 - 가 에   수 양 버들 춤 추는 동 네
그 속 에 서   놀 던 때 가 그 립 습니 다

78

⑤ 핸드벨 소리를 어떻게 내는지 치료사가 먼저 시범을 보인다.

⑥ 자신이 가지고 있는 핸드벨의 색깔을 확인하고 박자에 맞추어 소리를 낸다.

⑦ 가사보를 보며 차례에 맞추어 핸드벨을 연주한다.

⑧ 노래를 부르며 동시에 핸드벨을 연주한다.

활동 난이도

낮음	높음
• 난이도가 낮은 가사보를 보며 박자에 맞추어 핸드벨 소리를 낸다. • 자신의 차례에만 핸드벨을 연주하고 다른 색깔의 순서에서는 소리 내기를 멈춘다.	• 난이도가 높은 가사보를 보며 박자에 맞추어 핸드벨을 연주한다. • 노래를 부르며 동시에 자신의 차례에 핸드벨을 연주한다. • 왼손과 오른손에 색깔이 서로 다른 핸드벨을 들고 각각의 차례에 맞추어 연주한다.

치료사 역할

① 올바른 핸드벨 연주법을 알려주고 모델링으로 인지시킨다.

② 음악이 진행될 때 어느 그룹이 어떤 박자에 따라 핸드벨을 연주할지 지시해준다.

③ 그룹별로 따로 연습을 시킨다. 각자 자신의 색깔이 나올 때만 연주하고 다른 색깔이 나오면 쉬게 한다.

④ 한 악구씩 연습시킨다.

⑤ 치료사가 색깔 가사보를 가리키며 그룹원들을 인도함으로써 치료사의 지휘 없이 악보를 보며 스스로 연주할 수 있도록 기회를 준다.

TIP 핸드벨을 나누어줄 때 앉은 자리에서 크게 세 그룹으로 나누어 그룹별로 같은 색깔의 핸드벨을 갖도록 한다. 예를 들어 모두 동그랗게 원을 그려 9명이 앉았을 때 왼쪽부터 차례로 A그룹(3명)은 하늘색 벨, B그룹(3명)은 노란색 벨, C그룹(3명)은 주황색 벨을 연주한다.

6회기 〈살짜기 옵서예〉 부르기와 핸드벨 연주(소요 시간: 40분)

활동 목적

주의집중력과 신체 조절 능력을 향상하고 눈-귀-손의 협응 능력을 강화하며 긍정적 정서를 북돋우며 어려운 과제를 수행하는 데 따른 자존감 향상을 도모한다.

기대 효과

친숙한 가요를 부름으로써 젊은 시절을 회상하며 긍정적 정서를 강화한다. 색깔 가사보를 보면서 색깔을 인지하고 주어진 박자에 따라 자신의 순서에 맞추어 악기 연주를 함으로써 눈-귀-손의 협응 능력을 강화한다. 자신의 악기와 가사보의 색깔을 보며 자기 차례에 정확히 연주함으로써 주의집중력을 향상한다. 또한 노래와 악기를 동시에 연주하므로 화음을 들으며 미적 즐거움을 느끼고 과제 수행력이 높아짐에 따라 자존감이 향상된다.

준비물

색깔 가사보, 핸드벨(빨간색, 파란색, 하늘색)

〈살짜기 옵서예〉

C 키(key), 노래 시작음: 솔, 핸드벨 시작음: 도

당신 생각에 **부**풀은 이가슴 **살**짜기 살짜기 **살**짜기 옵서예
달밝은 밤에도 **어**두운 밤에도 **살**짜기 살짜기 **살**짜기 옵서예
바람이 불거나 **눈**비가 오거나 **살**짜기 살짜기 **살**짜기 옵서예
꿈에도 못잊을 **그**리운 님이여 **살**짜기 살짜기 **살**짜기 옵서예

활동 내용

① 치료사와 함께 〈살짜기 옵서예〉를 듣는다.

② 가사보를 보며 〈살짜기 옵서예〉를 다 같이 부른다.

③ 가사를 한 절씩 낭송하고 가사 내용을 숙지하며 소감을 나눈다. 예를 들면 다음과 같다.

- 이 노래를 들을 때 생각나는 사람이 누구인가?
- 가장 마음에 와 닿는 가사는 어느 부분인가?

④ 세 그룹으로 나누고 핸드벨을 각 그룹별로 나눈다.

⑤ 치료사의 핸드벨 연주 시범을 보고 따라 한다.

⑥ 자신의 핸드벨 색깔을 확인하고 박자에 맞추어 소리 낸다.

⑦ 가사보를 보며 자신의 색깔 순서에 맞추어 핸드벨을 연주한다.

⑧ 연주가 익숙해지면 노래를 부르며 핸드벨을 연주한다.

활동 난이도

낮음	높음
• 박자에 맞추어 핸드벨 소리를 낸다. • 자신의 차례에만 핸드벨 소리를 내고 다른 색깔의 순서에서는 소리 내기를 멈춘다.	• 노래를 부르며 동시에 자신의 차례에 핸드벨을 연주한다. • 왼손과 오른손에 서로 다른 종류의 핸드벨을 들고 각각의 차례에 맞추어 연주한다.

치료사 역할

① 올바른 핸드벨 연주법을 알려주고 모델링으로 인지시킨다.

② 음악이 진행할 때 어떤 타이밍에 어느 그룹이 핸드벨을 연주할지 지시해준다.

③ 그룹별로 따로 연습을 시킨다. 환자들이 자신의 색깔이 나올 때만 연주하고 다른 색깔이 나오면 쉬게 한다.

④ 한 악구씩 연습시킨다.

⑤ 치료사가 가사보를 가리키며 그룹원들을 인도함으로써 치료사의 지휘 없이 악보를 보며 스스로 연주할 수 있게 기회를 준다.

- 핸드벨 연주는 노래 부르기나 리듬 악기 연주와 달리 색깔을 구별하고 색깔 가사보와 자신이 들고 있는 악기 색깔을 연결해야 하므로 훨씬 높은 수준의 집중력과 이해력이 동반된다. 복합 과제 수행을 통한 즐거움 및 도전 의식과 함께 긴장감을 유발하기 때문에 단계별로 충분한 연습과 모델링을 제공해야 한다.
- 핸드벨을 나누어줄 때 앉은 자리에서 크게 세 그룹으로 나누어 그룹별로 같은 색깔의 핸드벨을 갖도록 한다. 예를 들어 모두 동그랗게 원을 그려 9명이 앉았을 때 왼쪽부터 차례로 A그룹(3명)은 빨간색 벨, B그룹(3명)은 파란색 벨, C그룹(3명)은 하늘색 벨을 연주한다.

7회기 〈봄이 오면〉 부르기와 핸드벨 연주(소요 시간: 40분)

활동 목적

주의집중력과 지남력, 신체 조절 능력을 향상하고 눈-귀-손의 협응 능력을 강화하며 긍정적 정서를 북돋우고 어려운 과제를 수행하는 데 따른 자존감 향상을 도모한다.

기대 효과

친숙한 가곡을 부름으로써 노래에 대한 긍정적 정서를 함양할 수 있다. 가사를 통해 계절감을 느끼고 지남력을 향상한다. 색깔 가사보를 보면서 주어진 박자에 따라 자신의 순서에 맞추어 정확한 동작으로 악기를 연주하며 눈-귀-손의 협응 능력을 향상한다. 자신의 악기와 가사보의 색깔을 보며 치료사의 지시에 따라 자신의 차례에 정확히 연주함으로써 주의집중력을 향상한다. 또한 노래와 악기를 동시에 연주하므로 화음을 들으며 미적 즐거움을 느끼고 과제 수행력이 높아짐에 따라 자존감이 향상된다.

준비물
색깔 가사보, 핸드벨(빨간색, 초록색, 하늘색)

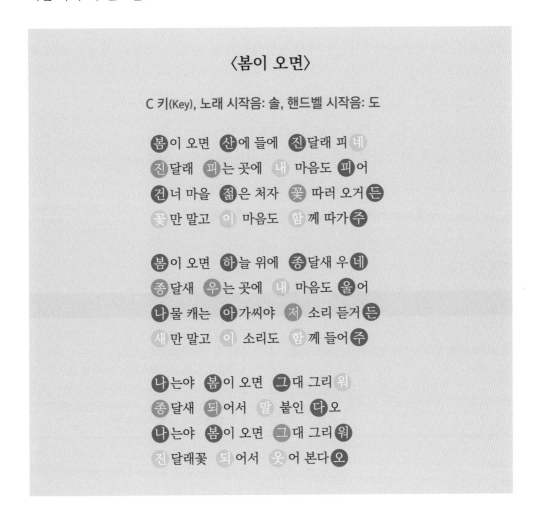

활동 내용
① 치료사가 제공하는 음원을 통해 〈봄이 오면〉을 듣는다.

② 가사보를 보며 〈봄이 오면〉을 다 같이 부른다.

③ 가사를 한 절씩 낭송하고 가사에 대한 이야기를 나눈다. 예를 들면 다음과 같다.

- 봄에 피는 꽃은 무엇일까?

- 이 노래에 나오는 새 이름은 무엇인가?

- 그리운 사람 하면 누가 제일 먼저 생각나나?

④ 노래를 반복해 부르며 익힌다. 이때 진달래꽃 대신 봄에 피는 꽃을 가사에 넣어 불러본다.

⑤ 두 그룹(혹은 세 그룹)으로 나누고 핸드벨을 각 그룹별로 나눈다.

⑥ 먼저 치료사의 핸드벨 연주 시범을 보고 따라 한다.

⑦ 자신의 핸드벨 색깔을 확인하며 다시 핸드벨을 박자에 맞추어 소리 낸다.

⑧ 가사보를 보면서 자신의 색깔 순서에 맞추어 연주한다.

⑨ 연주가 익숙해지면 노래를 부르며 핸드벨을 연주한다.

활동 난이도

낮음	높음
• 가사보를 보며 박자에 맞추어 핸드벨 소리를 낸다. • 자신의 차례에만 핸드벨 소리를 내고 다른 색깔의 순서에서는 소리 내기를 멈춘다.	• 치료사의 지시 없이 가사보를 보며 박자에 맞추어 핸드벨 소리를 낸다. • 노래를 부르며 동시에 자신의 차례에 핸드벨을 연주한다. • 왼손과 오른손에 서로 다른 핸드벨을 들고 각각의 차례에 맞추어 연주한다.

치료사 역할

① 올바른 핸드벨 연주법을 알려주고 모델링으로 인지시킨다.

② 음악이 진행될 때 어떤 타이밍에 어느 그룹이 핸드벨을 연주할지 지시한다.

③ 그룹별로 따로 연습을 시킨다. 자신의 색깔이 나올 때만 연주하고 다른 색깔이 나

오면 쉽게 한다.

④ 한 악구씩 연습시킨다.

⑤ 치료사가 가사보를 가리키며 그룹원들을 인도함으로써 치료사의 지휘 없이 가사보를 보며 스스로 연주할 수 있게 기회를 준다.

TIP 핸드벨을 나누어줄 때 앉은 자리에서 크게 세 그룹으로 나누어 그룹별로 같은 색깔의 핸드벨을 갖도록 한다. 예를 들어 모두 동그랗게 원을 그려 9명이 앉았을 때 왼쪽부터 차례로 A그룹(3명)은 빨간색 벨, B그룹(3명)은 하늘색 벨, C그룹(3명)은 초록색 벨을 연주한다.

8회기 〈너영나영〉 부르기와 핸드벨 연주, 율동(소요 시간: 40분)

활동 목적
주의집중력과 자기표현력, 신체 조절 능력을 향상하고 눈-귀-손의 협응 능력을 강화하며 긍정적 정서를 북돋우고 어려운 과제를 수행하는 데 따른 자존감 향상을 도모한다.

기대 효과
친숙한 삼박자 및 세마치장단에 맞춰 노래를 부르면서 흥겨운 리듬을 통해 정서를 환기하고 긍정적 정서를 강화한다. 리듬에 맞춘 박수 및 율동(movement)을 유도하여 신체 협응을 강화하고 자기표현력을 향상한다. 색깔 가사보를 보면서 주어진 박자에 따라 자신의 순서에 맞추어 정확한 동작으로 악기를 연주함으로써 눈-귀-손의 협응 능력을 향상한다. 자신의 악기와 가사보의 색깔을 보며 치료사의 지시에 따라 자신의 차례에 정확히 연주함으로써 주의집중력을 향상한다. 또한 노래와 악기를 동시에 연주하므로 화음을 들으며 미적 즐거움을 느끼고 과제 수행력이 높아짐에 따라 자존감이 향상된다.

준비물

색깔 가사보, 핸드벨(빨간색, 초록색, 하늘색), 한삼(스카프)

활동 내용

율동

① 치료사가 제공하는 음원을 통해 〈너영나영〉을 듣는다.

② 가사보를 보며 〈너영나영〉을 다 같이 부른다.

③ 가사를 한 절씩 낭송하고 가사에 대한 치료사의 질문에 대답한다. 예를 들면 다음과 같다.

- 너영나영은 어느 지방 사투리일까?
- 너영나영의 뜻은 무엇일까?
- 아침에 우는 새는 왜 울까? 저녁에 우는 새는 왜 울까?

④ 삼박자에 맞추어 박수, 손뼉박수를 치며 노래를 부른다.(짝짝짝, 쿵짝짝 등)

⑤ 한 악구씩 가사를 되짚어보고 가사에 맞는 율동을 함께 정해본다.

⑥ 가사에 따른 동작이 모두 정해지면 치료사의 모델링에 맞추어 동작을 크게 따라 한다.

핸드벨 연주

① 이후 세 그룹으로 나누어 핸드벨을 그룹별로 나눈다.

② 치료사의 핸드벨 연주 시범을 보고 따라 한다.

③ 자신의 핸드벨 색깔을 확인하며 박자에 맞추어 소리 낸다.

④ 색깔 악보를 보면서 자신의 색깔 순서에 맞추어 핸드벨을 연주한다.

⑤ 핸드벨 연주가 익숙해지면 노래를 부르며 핸드벨을 연주한다.

〈너영나영〉

C 키(Key), 노래 시작음: 미, 핸드벨 시작음: 도

너 영 나 영 두 리둥실 놀 고요
낮 이 낮이나 밤 이 밤이나 상 사랑이로 구 나

아 침에 우 는 새는 배 가 고파 울 고요
저 녁에 우 는 새는 님 이 그리워서 운 다
너 영 나 영 두 리둥실 놀 고요
낮 이 낮이나 밤 이 밤이나 상 사랑이로 구 나

저 -달은 둥 근 달 산 넘어 가 는데
이 몸은 언 제면 님 만나 함께 사 나
너 영 나 영 두 리둥실 놀 고요
낮 이 낮이나 밤 이 밤이나 상 사랑이로 구 나

백 록담 올 라갈 땐 누 이동생 하 더니
한 라산 올 라가니 신 랑각시가 된 다
너 영 나 영 두 리둥실 놀 고요
낮 이 낮이나 밤 이 밤이나 상 사랑이로 구 나

높 은 산 산 상봉 외 로운 소 나무
누 구를 믿 고서 왜 홀로 앉 았나
너 영 나 영 두 리둥실 놀 고요
낮 이 낮이나 밤 이 밤이나 상 사랑이로 구 나

활동 난이도

낮음	높음
• 치료사의 모델링을 보며 동작을 크게 따라 한다. • 치료사의 지시에 따라 박자에 맞추어 핸드벨 소리를 낸다. • 자신의 차례에만 핸드벨 소리를 내고 다른 색깔의 순서에서는 소리 내기를 멈춘다.	• 치료사의 모델링 없이 노래 가사를 보며 율동을 유추한다. • 율동을 하며 동시에 노래를 부른다. • 노래를 부르며 동시에 자신의 차례에 핸드벨을 연주한다. • 왼손과 오른손에 서로 다른 핸드벨을 들고 각각의 차례에 맞추어 연주한다.

치료사 역할

① 한 악구씩 가사에 맞는 율동을 함께 정하고 몸으로 가사를 표현할 수 있도록 큰 동작으로 모델링한다.

② 가사보를 보면서 미리 가사를 인지할 수 있도록 언어적으로 지시한 후 해당 율동을 유추할 수 있도록 힌트를 제공한다.

③ 올바른 핸드벨 연주법을 알려주고 모델링으로 인지시킨다.

④ 음악이 진행될 때 어떤 타이밍에 어느 그룹이 핸드벨을 연주할지 지시한다.

⑤ 그룹별로 따로 연습을 시킨다. 자신의 색깔이 나올 때만 연주하고 다른 색깔이 나오면 쉬게 한다.

⑥ 한 악구씩 연습시킨다.

⑦ 가사보를 가리키며 그룹원들을 인도함으로써 치료사의 지휘 없이 악보를 보며 스스로 연주할 수 있게 기회를 준다.

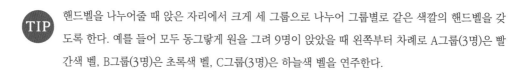

TIP 핸드벨을 나누어줄 때 앉은 자리에서 크게 세 그룹으로 나누어 그룹별로 같은 색깔의 핸드벨을 갖도록 한다. 예를 들어 모두 동그랗게 원을 그려 9명이 앉았을 때 왼쪽부터 차례로 A그룹(3명)은 빨간색 벨, B그룹(3명)은 초록색 벨, C그룹(3명)은 하늘색 벨을 연주한다.

9회기 〈서울의 찬가〉 리듬 치기 및 핸드벨 연주 (소요 시간: 40분)

활동 목적

주의집중력과 신체 조절 능력, 대·소근육 운동 기술을 향상하고 리듬 반응 및 눈-귀-손의 협응 능력을 강화하며 현실 인식 능력을 높인다.

기대 효과

주어진 노래의 구조 안에서 제시된 박자와 리듬을 악기로 연주함으로써 주의집중력과 지속력을 유도하고 향상한다. 가사의 일부를 현재 자신의 상황에 맞게 개사하고 노래하면서 현실 인식 능력을 높인다.

준비물

가사보(리듬+가사), 색깔 가사보, 소고, 핸드벨(하늘색, 빨간색, 주황색)

활동 내용

리듬 치기

① 치료사가 제공하는 음원을 통해 〈서울의 찬가〉를 듣는다.

② 가사보를 보며 〈서울의 찬가〉를 다 같이 부른다.

③ 치료사가 노래를 부르며 가사보에 제시된 느낌표의 수만큼 소고로 악구의 끝(노래가 쉬는 부분)에 리듬을 친다.(!: 1번, !!: 2번)

④ 그룹원들이 한 악구씩 나누어 치료사의 모델링을 따라 주어진 박자에 소고를 친다.

⑤ 소고 치기가 익숙해지면 노래 부르며 소고를 친다.

⑥ 두 그룹으로 나누어 한 그룹은 노래하고 다른 한 그룹은 소고만 친다.

⑦ 역할을 바꾸어 반복한다.

〈서울의 찬가〉

G 키(Key), 노래 시작음: 솔, 핸드벨 시작음: 솔

종이 울리네 꽃이 피네 새들의 노래 웃는 그 얼굴

그리워라 내 사랑아 내 곁을 떠나지 마 오

처음 만 나고 사랑을 맺은 정다운 거리 마음의 거리

아름 다 운 (서울)에 서 (서울)에서 살으렵니 다

〈서울의 찬가〉(리듬+가사)

종이 울리네 (!) 꽃이 피네 (!)

새들의 노래 (!) 웃는 그 얼굴 (!)

그리워라 (!) 내 사랑아 (!)

내 곁을 떠나지 마오 (!!)

처음 만나고 사랑을 맺은

정다운 거리 마음의 거리

아름다운 (서울)에서

(서울)에서 살으렵니다 (!!)

핸드벨 연주

① 세 그룹으로 나누고 핸드벨을 각 그룹별로 나눈다.

② 치료사의 핸드벨 연주 시범을 보고 따라 한다.

③ 치료사가 특정 색깔을 이야기하면 해당 색깔의 핸드벨을 가진 그룹원이 연주한다.

④ 자신의 핸드벨 색깔을 확인하며 다시 박자에 맞추어 핸드벨 소리를 낸다.

⑤ 색깔 가사보를 보면서 자신의 순서에 맞추어 핸드벨을 연주한다.

⑥ 노래를 부르면서 동시에 핸드벨을 연주한다.

활동 난이도

낮음	높음
• 원곡이 익숙해질 때까지 큰 소리로 노래한다. • 치료사가 부르는 노래를 들으며 소고를 친다. • 노래를 부르며 주어진 부분에서 박수를 친다. • 박자에 맞추어 핸드벨 소리를 낸다. • 자신의 차례에만 핸드벨을 연주하고, 다른 색깔의 순서에는 소리 내기를 멈춘다.	• 되도록 가사를 보지 않고 외워서 부른다. • 가사를 바꾸어 한 명씩 노래한다. • 노래를 부르며 동시에 자신의 차례에 핸드벨을 연주한다. • 왼손과 오른손에 각각 색깔이 다른 핸드벨을 들고 각 차례에 맞추어 연주한다.

치료사 역할

① 한 악구씩 끊어서 노래하고, 노래가 쉬는 박자에서 소고를 몇 번 치는지 정확한 모델링을 제공한다.

② 올바른 핸드벨 연주법을 알려주고 모델링으로 인지시킨다.

③ 그룹별로 따로 연습을 시킨다. 자신의 색깔이 나올 때만 연주하고 다른 색깔이 나오면 쉬게 한다.

④ 한 악구씩 연습시킨다.

⑤ 노래 가사 중 "서울에서 살으렵니다"에서 '서울' 부분을 자신이 사는 도시 이름을 넣어 차례대로 노래하도록 한다.

예: "서울에서 살으렵니다" → "고양에서 살으렵니다"

• 노래를 부르다가 쉼표 부분에서만 소고를 치는 것은 구조적인 리듬 패턴을 인식하는 복잡한 과제이다. 노래 부르기와 소고 치기를 각각 충분히 연습하고 두 과제를 동시에 수행하는 단계로 넘어가야 한다.

• 노래 부르기와 소고 치기가 익숙해진 상태에서 동시에 복합 과제를 전개하더라도 환자들은 한 가지 활동에만 집중하기 쉽다. 예컨대 노래를 하지 않고 소고만 치거나, 노래는 하되 소고를 정확한 타점에 치지 않는 경우가 많다. 이때 치료사가 개입하여 노래와 소고 치기를 동시에 정확하게 할 수 있도록 반복시킨다.

• 노래와 소고 치기를 동시에 진행할 때 소고를 노래가 멈추는 쉼표 공간에서만 치지 않고 노래와 함께 계속 자동적으로 한 박씩 치기 쉽다. 소고를 노래의 매 박에 자동반사적으로 치는 환자들에게 치료사가 개입하여, 노래할 때는 소고를 멈추고 노래가 끝나는 쉼표 공간에서 비로소 소고를 치도록 인지시킨다.

• 핸드벨을 나누어줄 때 앉은 자리에서 크게 세 그룹으로 나누어 그룹별로 같은 색깔의 핸드벨을 갖도록 한다. 예를 들어 모두 동그랗게 원을 그려 9명이 앉았을 때 왼쪽부터 차례로 A그룹(3명)은 빨간색 벨, B그룹(3명)은 하늘색 벨, C그룹(3명)은 주황색 벨을 연주한다.

10회기 〈행복해요〉 리듬 치기 및 가사 바꾸기(소요 시간: 40분)

활동 목적

주의집중력과 신체 조절 능력, 대·소근육 운동 기술을 향상하고 리듬 반응 및 협응 능력을 강화하며 긍정적 정서를 북돋운다.

기대 효과

가사의 내용이 긍정적인 노래를 부름으로써 정서적 즐거움을 불러일으킨다. 주어진 노래의 구조 안에서 제시된 박자와 리듬을 악기로 연주함으로써 주의집중력과 지속력을 향상한다. 행복한 이유를 찾아 괄호 안의 가사를 스스로 만들어봄으로써 표현 언어가 많아지고 의사 결정력, 창조력 등이 향상된다. 행복에 관한 생각을 그룹원과 함께 나누며 의사소통 능력 및 사회 교류 기술을 발전시킨다.

준비물
가사보 1(리듬+가사), 가사보 2(가사 바꾸기용), 소고

활동 내용
리듬 치기

① 치료사가 제공하는 음원을 통해 〈행복해요〉를 듣는다.

② 가사보를 보며 〈행복해요〉를 다 같이 부른다.

③ 가사를 한 절씩 낭송하고 가사 내용을 숙지하며 소감을 나눈다.

④ 치료사가 노래를 부르며 가사보에 제시된 느낌표의 수만큼 소고로 악구의 끝(노래가 쉬는 부분)에 리듬을 친다.(!!: 2번, 이탤릭체 부분: 자유롭게 연주)

⑤ 치료사의 모델링을 따라 한 악구씩 나누어 그룹원들이 주어진 박자에 맞게 소고를 친다.

⑥ 소고 치기가 익숙해지면 그룹원들이 노래하며 소고를 친다.

⑦ 두 그룹으로 나누어 한 그룹은 노래를 하고 다른 한 그룹은 소고만 친다.

⑧ 역할을 바꾸어 반복한다.

가사 바꾸기

① 가사에 언급된 행복한 이유가 무엇이었는지 그 의미를 생각할 수 있도록 적절히 토론한다.

② 각 그룹원이 '행복한 이유'를 하나씩 이야기하고, 괄호 부분에 적절하게 가사를 넣어 개사한다. 예: (노래할 수) 있어서, (친구가) 있어서 등

③ 개사한 노래를 반복하여 부르며 익힌다.

〈행복해요〉(리듬+가사)

숨 쉴 수 있어서 (!!) 바라볼 수 있어서 (!!)

만질 수가 있어서 (!!) 정말 행복해요 (!!)

말할 수도 있어서 (!!) 들을 수도 있어서 (!!)

사랑할 수 있어서 (!!) 정말 행복해요 (!!)

이 중에서 하나라도 내게 있다면

살아 있다는 사실이죠

행복한 거죠

살아 있어 행복해 (!!) 살아 있어 행복해 (!!)

니가 있어 행복해 (!!) 정말 행복해요 (!!)

〈행복해요〉(가사 바꾸기용)

(숨 쉴 수) 있어서 (바라볼 수) 있어서

(만질 수가) 있어서 정말 행복해요

(말할 수도) 있어서 (들을 수도) 있어서

(사랑할 수) 있어서 정말 행복해요

이 중에서 하나라도 내게 있다면

살아 있다는 사실이죠

행복한 거죠

(살아 있어) 행복해 (살아 있어) 행복해

(니가 있어) 행복해 정말 행복해요

④ 각 그룹원이 자신이 만든 부분을 맡아 한 구절씩 노래한다.

⑤ 1절은 원래 가사대로 노래하고 2절은 그룹원들이 바꾼 가사로 부른다.

⑥ 가사를 바꾸어 부른 소감을 서로 나눈다.

활동 난이도

낮음	높음
• 원곡이 익숙해질 때까지 큰 소리로 노래한다. • 치료사가 부르는 노래를 들으며 소고를 친다. • 노래를 부르며 주어진 부분에서 박수를 친다.	• 가사를 보지 않고 되도록 외워서 부른다. • 가사를 바꾸어 한 명씩 노래한다. • 개사한 노래를 부르며 소고를 친다.

치료사 역할

① 가사를 큰 소리로 낭송하며 환자들이 가사의 의미를 충분히 생각할 수 있도록 한다.

② 한 악구씩 끊어서 노래하고, 노래가 쉬는 박자에서 소고를 몇 번 치는지 정확하게 모델링을 제공한다.

③ 한 악구씩 연습시킨다.

④ '행복한 이유'에 대해 충분히 토론할 수 있도록 인도한다.

⑤ 각 그룹원이 제시한 '행복한 이유'들을 인용하여 가사의 음절에 맞추어 적절히 개사한다.

• 노래를 부르다 쉼표 부분에서만 소고를 치는 것은 구조적인 리듬 패턴을 인식하는 복잡한 과제이므로 노래 부르기와 소고 치기를 각각 충분히 연습하고 두 가지 과제를 동시에 수행하는 단계로 넘어가야 한다.

• 노래하기와 소고 치기를 동시에 진행하다 보면 환자들이 노래만 부르거나 소고만 치는 등 한 가지 활동에만 집중하기 쉽다. 이때 치료사가 개입하여 노래 부르기와 소고 치기를 동시에 하도록 독려한다.

• 원곡을 충분히 따라 부르고 가사를 숙지한 후 가사 바꾸기를 시도한다.

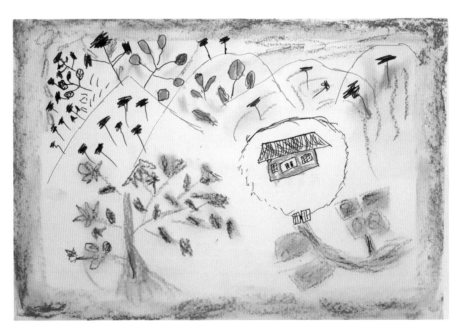

70대 여성의 그림. 마을 입구에서 집으로 가는 길, 숲이 우거진 풍경 고향이 아직도 기억난다고 했다.

미술치료

미술치료란?

노인들에게 미술이 어떤 것인지 물으면 대부분은 어려운 것, 멋진 그림을 감상하는 것, 재주 있는 사람들만이 하는 것이라며 손사래를 치시는 경우가 대부분이다. 하지만 땅이나 흙에 나뭇가지로 그림을 그려봤고, 공책이나 벽에 낙서도 해봤고, 요리하면서 어떻게 음식을 예쁘게 놓을지 생각해봤고, 오늘 입을 옷의 색과 차림새가 잘 맞을지 고민해본 경험이 있다면 미술은 어렵고 낯선 것이 아니라 삶의 일부분이었다는 것을 이해할 수 있다.

미술치료의 의미

인간은 누구나 자신을 표현하고 다른 이와 교류하며 사회 속에서 살아가고 싶어 한다. 그러나 노인들은 나이가 들면서 신체적 기능과 경제적 활동 능력 저하, 대인관계 축소, 상실감 등을 경험한다. 이로 인해 활동의 동기가 줄어들고 삶에서 즐거움을 찾기 어려우며 스스로 고립되려는 경향이 나타난다. 경도 인지장애나 치매를 앓는 경우 신체적으로 건강하더라도 인지기능이 떨어지면서 실제로 불편함을 겪고 무기력감, 좌절감, 우울함과 같은 부정적 경험이 많아지며 심리적 고통이 부각되어 환자 스스로가 더 힘들어진다.

미술치료는 미술 활동을 통하여 환자(내담자)가 문제를 표현하고 증상을 호전시켜 삶의 질을 높이는 치료 방법이자 심리 상담 기법으로, 다양한 연령층을 대상으로 성별 구분 없이 활용되고 있다. 미술을 통한 창작은 인간의 내면(정신세계)을 '미술 작품'이라는 구체적인 모습으로 외면(현실)에 재현하는 것이다. 이는 마음속에 떠올린 느낌, 즉 심상을 그림, 색, 조형 등 다양한 방식으로 표현하는 것을 의미한다. 미술치료는 비언어적 과정이어서 의식적으로 통제하기 어려우므로 환자의 방어기제가 감소하며, 미술 활동 자체가 창조적 경험이므로 환자는 자신이 만든 작품을 통해 또 다른 자신을 만나게 된다. 치료사는 미술치료에서 이 부분을 다룬다. 미술치료는 미술 기법과 방법을 알려주어 흥미를 높이거나 교육적 훈련을 하는 것이 아니라, 내담자가 틀과 형식 없이 마음껏 자유롭게 표현하도록 안내한다. 내담자는 있는 그대로의 진정한 자신을 만나며 수용하고 문제를 해결할 수 있으며, 그 과정에서 자신을 통합한다.

미적 활동을 포함하여 다양한 매체를 경험하게 하는 미술치료 프로그램은 노인들이 잊고 있었던 즐거운 경험들을 상기하고 심리적·육체적 건강함을 되찾도록 도울 수 있다. 또한 노인들이 창의적이고 자유로운 환경에서 자신을 표현하도록 유도하여 심상을 드러내게 해준다. 그 과정에서 노인들이 방어적인 태도와 고립감을 줄이고, 미적 형태인 상징적 이미지로 감정과 생각을 표현하도록 북돋운다. 또한 미술 작품을 매개로 하여 대인 관계에서 자연스럽게 상호 교류하고 긍정적인 자기상을 갖도록 도와준다.

미술치료는 '개인 활동'과 '단체 활동'으로 나뉜다. 개인 활동은 자신의 생각과 정서를 온전히 작품에 표현하여 완성하는 것으로, 타인의 간섭과 방해를 받지 않아 작품에 자신을 대입하기 쉽고 이를 통해 깊이 있는 상담을 할 수 있다. 단체 활동은 2명 이상의 그룹으로 이루어지며 타인을 작품에 수용하고 자신도 타인에게 수용되고 공감을 받을 수 있어, 사회적 교류와 상호작용에 긍정적인 영향을 미친다.

미술치료의 효과

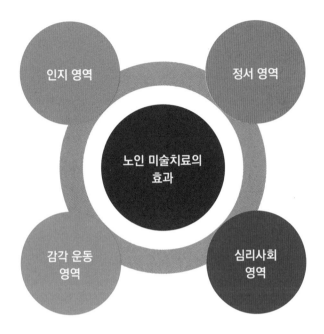

첫째, 미술 작업을 위해 양손을 움직임으로써 소근육을 꾸준히 사용하게 된다. 이는 운동 능력과 집중력을 향상하고 두뇌 활동을 촉진하는 결과로 이어진다.

둘째, 정서적 안정과 이완을 통해 심리적 갈등을 해소하고 대인 관계와 상호 교류의 질이 높아진다.

셋째, 선 긋기, 형태 생각하고 표현하기 등의 활동을 통해 지적·인지적 능력이 향상된다. 지남력, 회상 등의 다양한 주제를 접목하여 인지적 능력을 강화할 수 있다.

넷째, 시각, 청각, 촉각, 후각을 이용하여 감각기관을 활성화하고 기억력이 좋아질 수 있다. 다양한 미술 매체를 경험하고 조화롭게 사용하면 환자에게 큰 도움이 된다.

다섯째, 작품을 완성하고 감상하는 과정에서 상실과 의존에서 벗어나 성취감을 느낄 수 있다. 작품들을 소장하며 즐거운 경험을 지속하면 삶의 에너지원으로 작용하기도 한다.

미술치료를 위한 기본 준비 사항

환자에게 흰 도화지를 주며 무턱대고 '그림을 그려보세요'라고 하면 무엇을 어떻게 해야 할지 몰라 아무것도 못하고 오히려 좌절감을 느끼게 할 수도 있다. 미술치료에서 가장 중요한 것은 치료사가 그들의 입장이 되어 생각하는 것이다. 치료사는 미술이 노인들에게 새롭고 낯선 것이라는 점을 인지하고 언제나 그들을 배려해야 한다.

환자에 대한 파악 및 자리 배치

환자의 증상을 이해해야 그에 맞는 미술치료를 할 수 있으므로 환자의 활동 수준이 어느 정도인지를 먼저 알아야 한다. 또한 미술치료 활동은 집단으로 진행하는 경우가 많으므로 활동 수준이 높은 환자와 낮은 환자를 교차로 배치하여 환자들끼리 서로 탐색하며 자발적으로 교류를 시작할 기회를 제공해야 한다. 단, 환자 본인이 원하지 않거나 감정적으로 부딪히게 되는 경우에는 자리를 이동시켜주어야 한다.

편안한 자세와 여유 있는 활동 공간

미술치료를 받는 환자는 긴 시간 동안 활동해야 하므로 편안한 자세를 유지할 수 있도록 해야 한다. 공간은 어깨너비보다 더 넓게 떨어져 각자 넉넉한 활동 범위 내에서 자유롭게 손을 움직일 수 있어야 한다.

미술 재료에 대한 충분한 탐색

미술 표현을 하기 위해서는 재료를 사용하는 방법에 대한 이해가 필수적이다. 재료를 바로 작품에 적용하면 실수로 작품을 망치는 경우가 생길 수 있으니 연습할 수 있는 종이에 5분가량 충분히 연습하도록 한다.

개별 재료 vs 공통 재료

색채 재료인 색연필, 사인펜, 물감, 색점토 등은 다른 재료와 달리 색을 보고 비교하며 선택하는 과정 자체가 치료의 한 부분이므로 개별 재료를 이용하도록 하는 것이 좋다. 그 외에도 대부분 개별 재료를 사용하는 것이 환자의 표현 자율성을 도울 수 있기 때문에 권장하고 있다. 이용 빈도가 낮거나 프로그램 의도상 특별히 같이 사용하도록 하는 재료는 사전에 환자들에게 같이 사용하는 것이라는 점을 인지시켜 각자의 독립성과 자율성이 침해받는다고 느끼지 않도록 한다.

재료 및 완성된 샘플 작품 준비

재료는 실수, 훼손, 분실 등에 대비하여 인원수보다 10% 정도 여유 있게 준비한다. 완성된 결과물을 미리 보여주면 동기를 유발하고 목표 의식을 높여 환자들의 활동을 독려하는 데 도움이 된다.

기본적인 미술치료 방법

미술치료는 1회 60분으로 진행하며, 워밍업 → 주제 소개 → 미술 활동 → 바라보기 → 끝인사 5단계로 구성한다.

워밍업(5분)

미술치료 프로그램을 시작하기 전에 환영 인사, 안부 묻고 나누기, 명상, 가벼운 운동 및 게임 등을 하며 활동 동기를 부여한다. 미술치료 프로그램을 안정적으로 시작할 수 있도록 프로그램과 연결되는 활동을 제안하는 것도 좋다.

주제 소개(5분)

프로그램의 주제와 활동 방법을 쉽게 알려주고 재료 사용법을 익히도록 한다. 목표와 기대 효과를 알려주면 동기부여가 강해질 수 있다. 앞부분의 워밍업과 주제 소개를 묶어 함께 진행할 수도 있다.

미술 활동(30분)

환자들이 미술 활동을 하며, 치료사는 활동을 돕는다. 환자들이 자유롭게 소통하도록 돕고 작품을 원활히 창작할 수 있도록 독려한다.

바라보기(15분)

완성된 작품을 함께 감상하며 이야기를 나눈다. 환자들이 활동하며 떠올린 생각과 느낌, 소감 등을 자유롭고 편안한 분위기에서 나누도록 유도한다.

끝인사(5분)

주변을 정리하고 다음 회기의 활동을 기약한다.

미술치료 활동 매뉴얼

현장에서 적용할 수 있는 미술치료를 15회기로 구성하여 그 매뉴얼을 소개한다.

1회기 동물 띠로 나를 소개하기(소요 시간: 60분)

활동 목적

친밀감과 유대감을 형성하고 소근육을 운동한다.

기대 효과

환자가 낯선 환경과 사람들 속에서 친숙한 동물과 띠에 관한 소재를 활용해 미술 활동을 하며 자연스럽게 긴장감을 해소하고 앞으로의 활동에 대한 기대감을 가질 수 있다.

준비물

8절 도화지(180그램 이상), 띠 도안(A4 사이즈), 색연필, 사인펜, 가위, 풀

활동 내용

① 치료사는 자신을 소개하고 만나서 반갑다고 인사한다. 이어 미술치료의 역할과 효과, 요일, 시간 등을 소개하고 미술치료 활동의 전반적인 구조를 설명한다. 사전에 미술 재료에 대한 소개가 필요하면 재료를 사용하는 방법을 설명하고 연습 종이에 연습하도록 한다.

② 환자는 자신의 띠에 맞는 도안을 선택하여 색칠한다.

③ 완성 후 도안을 가위로 오려 도화지에 붙인다. 추가로 동물과 어울릴 만한 것, 필요한 것 등을 생각하여 자유롭게 그린다.

④ 각자 자신을 소개하는 시간을 가진다. 작품에 대해 설명하고 자신의 이름과 고향, 취미 등을 이야기한다.

활동 난이도

낮음	높음
• 치료사는 얼굴의 형태와 동물의 특징적인 부분을 유추할 수 있도록 질문하며 활동을 유도한다. 휴대폰으로 동물의 이미지를 보여줄 수 있다. • 가위로 도화지를 오리기 어려운 경우 보조자가 가위로 오려준 후 풀로 붙이기를 시도하도록 돕는다. • 동물의 먹이, 사는 환경을 연상하여 추가로 꾸미기를 돕는다.	• 치료사는 환자에게 배우자 등 가족들의 띠를 묻고 대화하며 기억력 강화를 돕는다. • 환자가 자유롭게 표현할 수 있도록 편안하고 수용적인 분위기를 만들고, 표현한 것에 의미를 부여한다.(친구 동물 만들어주기, 동물의 나이, 동물의 가족 등)

치료사 역할

① 미술 활동 전에 환자가 12가지 동물 띠를 인지할 수 있도록 충분히 대화하거나 사

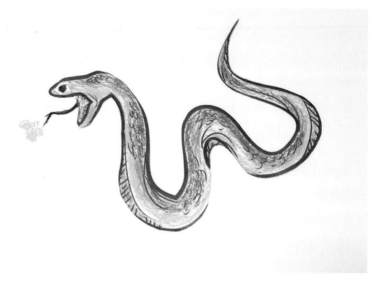

80대 여성의 그림. 무섭지 않은 뱀이라고 하며 화려하게 표현했다.

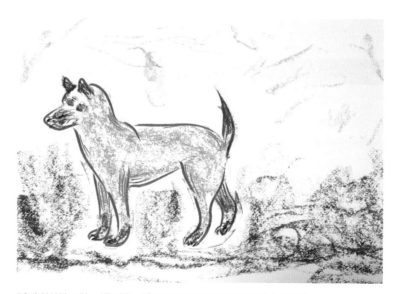

70대 여성의 그림. 시골 개를 떠올리며 사실적으로 표현하려고 노력했다.

진, 이미지 자료를 활용하여 동물 띠에 관한 이야기를 나누어 긴장감을 낮춰준다.

② 채색에 정답이 있는 것이 아니며, 누군가로부터 평가를 받는 것도 아니라는 점을 인지시킨다. 환자가 자연스럽고 편안하게 자신이 원하는 대로 색칠하도록 돕는다.

③ 환자들이 그림을 완성한 후 이야기를 나눌 때 같은 띠가 있는 경우 다시 한 번 인사하기, "친구야~" 하고 불러보기 등을 제안하며 즐거운 분위기를 만든다. 동물들의 특징과 사람의 띠가 연관성이 있었는지 각자의 경험을 나눠보도록 한다.(예: "토끼띠는 행동이 빨라", "돼지띠는 잘 먹지~" 등) 이때 상극인 띠나 특정 띠에 관한 부정적인 생각들이 비난받지 않도록 주의하고 다양한 의견을 나누게 하며 다른 생각과 경험을 가진 분들의 이야기를 듣는다.

④ 각자 작품을 소개할 때 시간을 적절하고 균등하게 안배한다.

주의 사항

① 사전에 환자의 나이를 알고 있어야 하며, 환자가 자신의 띠를 인지하지 못하는 경우 치료사가 띠를 알려준다.

② 동물의 이미지를 참고하도록 이미지 자료를 활용할 수 있으나, 환자 자신이 다시 새롭게 표현해야 함을 알려준다.

- 동물을 연상하며 느낀 것을 생각하며 채색하도록 한다.
- 배우자 등 가족들의 띠를 이야기하며 자기소개를 잘하도록 유도한다.

나의 옛날 직업(소요 시간: 60분)

활동 목적

지남력과 회상 기억을 강화하고 소근육 운동을 하며 언어 및 지각 기능을 향상하고 정서적 안정을 꾀한다.

기대 효과

환자가 젊은 시절을 회상하고 이를 그림으로 표현하며 언어로 소개하는 과정에서 지각 기능을 강화할 수 있다. 그 과정에서 유능감을 느끼고 현재의 삶의 생기를 되찾을 수 있다.

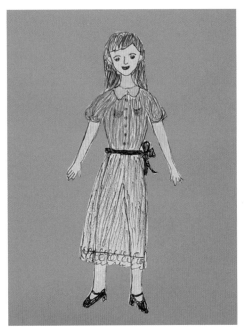

70대 여성의 그림. 영어 선생님으로 일했던 25세의 자신을 회상하며 표현했다.

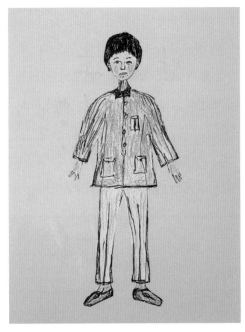

70대 남성의 그림. 컨설팅 일을 했던 37세의 자신을 회상하며 표현했다.

준비물

8절 도화지(180그램 이상), 남녀 몸체 도안, 연필, 지우개, 색연필, 사인펜, 풀, 가위

활동 내용

① 다양한 직업의 종류를 이야기한다. 직업에 관한 이미지들을 보거나 초성 게임을 하며 직업을 맞히는 게임을 한다.

② 남자에게 남자 도안을, 여자에게 여자 도안을 준다. 그 위에 자신의 젊은 시절 모습과 직업을 잘 표현하도록 그려보자고 제안한다. 연필과 사인펜을 모두 제공하며 재료는 개인의 선택에 맡긴다.

③ 그림을 완성하면 형태를 따라 가위로 오리고 색도화지에 풀로 붙인다.

④ 완성한 작품 아래에 나이와 직업을 적고 더 필요한 것들을 추가로 그려본다.

⑤ 완성한 작품을 가지고 각자 자신을 소개하고 느낀 점에 관해 이야기를 나눈다.

활동 난이도

낮음	높음
• 환자가 직업을 기억하지 못하는 경우 자신을, 자신을 대입하지 못하는 경우 떠오르는 사람을 그리도록 안내한다. • 활동을 거부하는 경우 자유화를 그리도록 한다. • 미술 활동을 거부하는 경우 작품 활동은 생략하고 다른 이의 활동을 바라보고 이야기 시간에 참여하며 교류하도록 돕는다.	• 직업과 관련된 다양한 소품, 사물, 주변 환경을 추가로 그리거나 글로 쓰는 활동을 할 수 있다. • 지역, 급여 등의 구체적 항목들을 뒷장에 쓰도록 할 수 있다. • 직업의 특성과 긍정적인 요소를 발견하여 현재에도 이어지도록 한다.

치료사 역할

① 환자가 기억을 떠올릴 수 있도록 다양한 질문을 한다.

② 환자가 얼굴 표정, 손발 등도 빠짐없이 그리도록 안내한다.

③ 환자가 현재의 상황에 대해 무기력감을 느끼지 않도록 서로 이야기를 나누며, 스스로 긍정적 요소들을 찾아내 현재에 적용할 수 있도록 돕는다.

④ 작품을 만들 때는 이야기를 가급적 자제하고 빠르게 완성한 후 바라보기 시간에 자신의 작품을 소개하며 이야기를 나누도록 한다.

⑤ 작품을 소개하는 시간에 개인당 시간을 적절하고 균등하게 안배한다.

주의 사항

① 환자가 직업을 밝히기 꺼려하면 그림으로만 표현하고 이야기에 참여하지 않을 수 있도록 한다. 참여를 강제하지 않는다.

② 작품을 소개하는 시간에 개인당 시간을 적절하게 분배한다. 상호 비하나 자신의 의견을 지나치게 주장하는 발언(종교, 정치, 학력 등)은 삼가도록 안내한다.

'대화 나누기'를 통해 자존감, 유능감, 자신감 향상을 도모할 수 있다.

예: "직업이 군인이었으니 지금도 밤은 무섭지 않으시겠어요."

　　"다시 태어난다면 해보고 싶은 직업이 있나요?"

　　"○○ 님의 직업과 연관되어 생각나는 것을 이야기해볼까요?"

3회기 낙엽 자유화(소요 시간: 60분)

활동 목적

자주성을 기르고 정서적 안정을 꾀하며, 행복감과 효능감을 높이고 소근육 운동을 한다.

기대 효과

자연물을 이용하여 표현함으로써 계절감을 익히며 재미있고 쉽게 완성하며 효능감을 느낄 수 있다.

준비물

8절 도화지(180그램 이상), 색과 크기가 다양한 낙엽, 수채화 물감, 붓, 물통, 은박지, 물티슈, 비닐장갑, 신문지

활동 내용

① 가을에 생각나는 것들을 떠올려보고 서로 이야기를 나눈다.

② 주제를 인지한 후 낙엽의 이름을 맞히고 만져보며 도화지에 무늬를 배치한다.

③ 연습용 도화지에 낙엽을 물감으로 찍어보며 연습한다.

④ 도화지에 여러 색을 자유롭게 표현하며, 치료사는 도중에 다른 사람의 작품을 들어서 보여주며 다양한 방법을 소개한다.

⑤ 완성된 작품을 가지고 어떤 느낌이 들었는지 이야기한다. 다른 사람의 작품에 관해서도 이야기를 나누고 어떤 모양이 보이는지 찾아본다.

활동 난이도

낮음	높음
• 연습에 이어서 그대로 진행하도록 한다. • 3개 정도 모델링을 하고, 색연필이나 펜으로 간단히 따라 그리거나 연상되는 것을 그리도록 한다. • 환자가 물감을 바르면 치료사가 찍거나, 치료사가 물감을 바르고 환자가 찍거나 하여 협동하며 완성한다. • 그림이 완성되면 다른 사람들에게 자랑하도록 하고 칭찬해준다.	• 연상되는 것, 기분 등에 관해 이야기하며 서로 다양하게 교류한다. • 도움이 필요한 다른 환자를 직접 도울 수 있도록 안내한다.

치료사 역할

① 물감의 양과 바르는 면적을 적절히 조절하는 법을 알려준다.

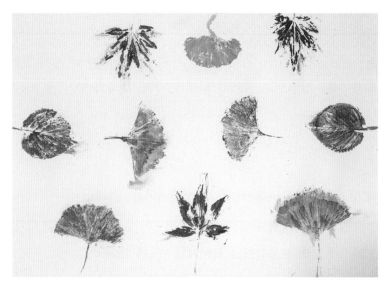

70대 여성의 그림. 낙엽의 종류와 색을 감안하여 안정적인 구성으로 표현했다.

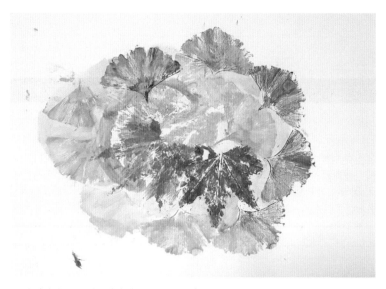

80대 여성의 그림. 안쪽에서 바깥쪽으로 낙엽을 찍으며 호탕하게 웃고 즐거워했다.

② 색을 섞거나 모양을 겹치는 등 형식에 얽매이지 않고 창의적인 방법으로 스스로 하도록 격려한다.

③ 잘못되거나 실수한 경우 붓으로 그림을 그려 보완하도록 하고, 잘되면 칭찬하여 자신감을 북돋운다.

④ 사용한 낙엽은 치우고 재료들이 뒤섞이지 않도록 수시로 정돈한다.

주의 사항

① 옷과 손에 물감이 묻을 수 있으므로 주의하고 물티슈를 준비한다.

② 낙엽에 벌레나 이물질이 있는지 확인한다.

③ 작품이 다 마르기 전까지 겹쳐놓지 않는다.

TIP '대화 나누기'를 통해 인지력 향상을 도모할 수 있다.

예: "가을 하면 생각나는 노래나 연관된 추억이 있나요?"

"이 부분은 꼭 다람쥐처럼 생겼네요!"(작품을 들어서 함께 본다.)

"○○ 님과 ○○ 님의 공통점과 차이점을 찾아보세요!"

4회기 한지 만다라(소요 시간: 60분)

활동 목적

정서적 안정을 꾀하고 소근육 운동을 하며 성취감을 자극한다.

기대 효과

간단한 작업을 반복하는 과정을 통해 집중하고 심신을 이완하며, 작품을 완성함으로써 창조성과 유능감을 느낄 수 있다.

준비물

OHP 코팅지(지름 13센티미터의 원형으로 미리 잘라서 준비), 펀치, 색습자지, 실

활동 내용

① 상체, 어깨, 목, 손가락을 가볍게 운동하며 풀어준다.

② 색깔이 다양한 습자지들을 3~5센티미터 크기로 길게 세로로 찢는다.

③ 동그란 OHP 코팅지의 코팅을 벗겨내고 끈끈한 면이 보이도록 편다. 끈끈한 면을 손으로 만져보며 풀이 별도로 필요하지 않음을 인지시켜준다.

④ 샘플을 보여주고 습자지를 돌돌 말아(꼬아) 중앙에서 바깥쪽으로 원형으로 붙여나 간다.

⑤ 빈 공간 없이 모두 붙인 후 펀치로 구멍을 뚫어 끈으로 연결하여 완성하고 각자 만 든 소감을 나눈다.

활동 난이도

낮음	높음
• 크기가 작은 OHP 필름지를 제공한다. • 미리 꼬아놓은 습자지를 제공한다. • 습자지를 꼬는 것과 붙이는 것 중 하나를 선택하여 보조자와 협동하며 진행하도록 하고, 완성하면 긍정적 피드백을 해준다.	• 습자지의 간격, 크기 등을 균형 있게 만들도록 격려한다. • 만드는 속도가 빠른 경우 다른 사람의 작업을 돕도록 한다. • 완성한 작품에 대해 긍정적 평가와 피드백을 제공하여 인정받는 분위기를 만든다.

치료사 역할

① 샘플 작품을 보여주며 완성에 대한 동기를 부여하고 격려하며, 환자가 작업을 힘들어하면 잠시 쉬었다 할 수 있도록 배려한다.

② 완성하지 못하는 경우 작업한 부분에서 마무리하도록 OHP 필름지 여백의 테두리

를 자른 후 구멍을 뚫고 실을 연결하여 끝낸다.

③ 다른 사람들의 작업 과정을 보도록 유도하거나 몇몇 사람의 작품을 보여주며 다양한 방식과 색으로 변형하여 꾸밀 수 있도록 한다.

④ 완성된 작품을 다 함께 보며 서로의 작품에 대한 의견을 자유롭게 나눌 수 있도록 수용적인 분위기를 조성한다.

주의 사항

① OHP 코팅지를 미리 원형으로 잘라 준비하되, 원형의 크기를 달리하여 활동 수준에 따라 제공한다.

② 환자가 힘들어하면 작업을 강요하지 않고 찢어 붙이기로 변형하여 진행할 수 있다.

TIP

습자지를 찢고 말며 스트레스를 해소하고 소근육 운동을 할 수 있다.

예: "마음속에 힘든 것이 있다면 종이를 찢으며 같이 날려버리세요."

　　"희망하는 것이 있다면 기원하며 붙여보는 것은 어떨까요?"

　　"집 어디에 걸어놓고 싶으신가요?"

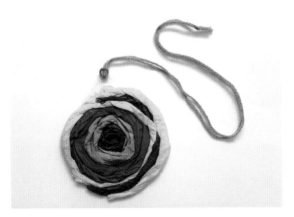

70대 여성의 작품. 단순한 반복 활동이지만 집중하며 잘 수행했고,
완성된 작품을 보며 매우 만족했다.

5회기 곡식으로 얼굴 만들기(소요 시간: 60분)

활동 목적

인지기능과 회상 기억을 강화하고 자존감을 높이며, 소근육 운동을 함으로써 행복감을 고취한다.

기대 효과

친숙한 재료로 쉽게 활동하며 즐거움과 행복감을 느낄 수 있다. 또한 얼굴 모양을 조형하며 인물에 관해 기억하고 자신을 돌아보며 인지기능과 회상 기억을 동시에 활성화할 수 있다.

준비물

천사점토(1인당 200그램 내외), 곡식(검은콩, 팥, 옥수수알, 병아리콩, 흑미, 대추, 호박씨, 해바라기씨 등), 종이 접시, 곡식을 담을 접시 여러 개 또는 종이컵, 목공풀, 공예 본드, 유성 매직

활동 내용

① 다양한 곡식의 이름을 맞히고 직접 만지며 냄새를 맡고 관련된 기억이나 이야기들을 나눈다.

② 각자 샘플을 보고 자신 또는 만들고 싶은 얼굴로 주제를 정한다.

③ 부드러운 천사점토를 만지고 반죽하며 충분히 느낀 후 종이 접시 위에 적당량을 동그랗게 붙인다. 천사점토가 너무 두껍거나 얇지 않게 1센티미터가량으로 조절하면 좋다.

④ 곡식에 목공풀을 살짝 묻힌 후 곡식을 점토에 박는다는 느낌으로 눌러 붙인다.

⑤ 완성 후 개별 작품을 소개하며 느낌과 소감을 나눈 후, 한곳에 작품을 모아 다양한 얼굴 작품들을 함께 감상한다.

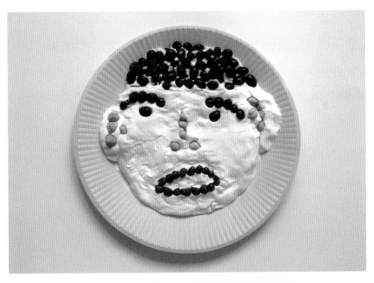

80대 여성의 작품. 곡물의 색과 형태를 비교하며 얼굴 형태를 완성했다.

활동 난이도

낮음	높음
• 천사점토로 얼굴의 형태를 만든 후 곡식을 붙이는 과정은 보조자의 도움을 받아 함께 한다. • 눈, 코, 입은 되도록 본인이 작업하고, 머리카락과 귀를 표현할 때는 보조자가 도와준다. • 점토나 곡식을 누르며 소근육 운동을 한다.	• 천사점토에 유성 매직을 찍어 색깔을 염색한 후 추가로 장식한다. • 곡식이 떨어지지 않도록 재차 확인하고, 떨어진 곡식은 풀을 많이 묻혀 붙이고 완성도를 높인다. • 누구를 표현한 것인지, 곡식은 언제 썼는지 개별적으로 짧게 이야기 나누며 생각의 확장을 돕는다.

치료사 역할

① 샘플을 소개하고 완성된 인물(자신, 가족, 친구 등)에 관해 짧게 이야기하며 동기를 부여한다.

② 환자들이 천사점토와 곡식의 질감을 충분히 탐색하도록 시간을 주고, 자발적이고

수용적인 대화를 진행하도록 유도한다.

③ 환자가 표현하려 하는 인물이 정확히 누구인지 인지할 수 있도록 작업 중에도 여러 차례 질문하며 생각의 확장을 돕는다.

④ 완성도가 낮거나 환자의 마음에 들지 않는 작품이 나온 경우에도 특징과 차별성 등에 관한 의미를 부여해준다.

⑤ 모든 작품을 함께 보는 시간에 각자의 개성과 차별성, 유일함 등을 이야기해주며 환자들이 자존감을 느끼도록 한다.

주의 사항

① 곡식들이 잘 붙었는지 흔들어 확인하고, 약하게 붙은 곡식들은 강력접착제, 목공풀, 공예 본드 등으로 다시 잘 붙인다.

② 환자가 곡식을 먹지 않게 주의하도록 안내하며, 바닥에 곡식이 떨어지지 않도록 접시에 잘 담는다.

- 적당한 양의 목공풀을 미리 접시에 짜둔 후 곡식을 찍어 붙이면 활동이 한결 쉽다.
- 하루 이상 말린 후에도 곡식이 떨어지는 경우 순간접착제로 붙이고 곡식 사이 사이의 틈새에도 붙이면 떨어지지 않는다.

6회기 점토 그릇 만들기(소요 시간: 90분)

활동 목적

정서적 안정을 꾀하고 소근육 운동을 하며 성취감을 자극한다.

기대 효과

환자 자신이 의도한 대로 그릇을 조형하면 자신감이 생기며, 결과물을 보관하거나 실생활에서 다양하게 활용함으로써 유능감을 지속할 수 있다.

준비물

지점토(1인당 400그램 내외, 일반 지점토 2개 분량), 아크릴물감, 붓, 물통, 은박지 또는 팔레트, 니스, 니스붓, 물티슈, 점토 조소 도구(점토용 칼)

활동 내용

① 무엇을 만들고 싶은지 이야기를 나눈다.(접시, 통, 필통 등)

② 지점토를 한 줌 크기로 떼어내 동그랗게 만든 후 납작하게 펴서 바닥 면을 먼저 만든다. 모델링이 필요한 경우 치료사가 시범을 보인다.

③ 치료사가 그릇의 옆면을 만들 것이라고 알린다. 점토를 얇고 길게 조형한 후 접촉면에 물을 묻혀 붙인다.

④ 얇고 길게 반죽한 점토를 층층이 쌓고, 남은 지점토로 하트, 별, 과일, 넝쿨 등을 만

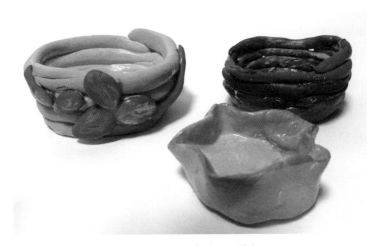

지점토를 이용하여 다양하고 개성 있는 작품을 만들 수 있다.

들어 붙인다.

⑤ 아크릴 물감으로 색을 칠한 후 건조시킨다.(하루 동안 건조시킨 후 추가로 니스칠 작업 필요) 완성 후 소감을 나누고 어떤 용도로 사용할지 이야기를 나눈다.

활동 난이도

낮음	높음
• 바닥과 옆면을 따로 만들어 붙이지 않고 하나의 점토로 그릇을 만든다. • 점토 조소 도구로 찍기, 긁기, 새기기, 빗살무늬 등의 효과를 낸다. • 그릇을 너무 크게 만들지 않으며, 색칠할 때 물을 묻히지 않고 물감만 칠한다.	• 만들고자 하는 주제를 미리 계획할 수 있도록 그림으로 먼저 그리게 한다. • 장식을 조형하고 그릇 옆면에 물로 붙여 장식 효과를 높인다. • 그릇을 조형할 때 두께와 높이를 균형 있게 만들도록 격려한다. • 다양한 색을 사용하여 적절하게 표현하도록 한다.

치료사 역할

① 샘플을 쉬운 것 1개, 조금 어려운 것 1개를 각각 보여주고 주제를 정하도록 돕는다.

② 너무 어렵거나 활동 시간 안에 완성하기 어려운 목표를 정하지 않도록 설정치를 낮춘다.

③ 그릇을 완성한 후 건조시키는 시간이 필요하며 니스칠까지 해야 완성된다는 점을 진행 전에 인지시키고 작업 도중에도 한 번씩 알려준다.

④ 완성된 작품들을 한데 모아 감상하며 소감, 특징, 향후 사용 계획 등을 구체적이고 다양하게 질문하여 환자들이 대답을 통해 성취감을 얻을 수 있도록 한다.

⑤ 사람들이 작품을 설명할 때 긍정적 피드백을 하도록 유도하여 소통을 돕는다.

⑥ 채색까지 모두 마치게 하며, 미완성 상태라면 주위에서 돕는다.

⑦ 빠르게 완성한 경우 남은 점토로 만들고 싶은 것을 자유롭게 만들도록 한다.(꽃, 과일, 사람 얼굴 등)

주의 사항

① 점토 반죽이 너무 단단하거나 무르지 않고 적당하도록 조절해서 나눠준다. 힘이 약한 분들께는 조금 무른 반죽을 제공한다.

② 신문지를 깔고 작업하면 종이에 들러붙을 수 있으므로 아크릴판이나 아스테이지를 대주면 좋다. 유리판이 있거나 일반 테이블이라면 그대로 사용하고 물티슈로 닦을 수 있다.

③ 점토 그릇을 조형한 후 점토가 완전히 마르지 않아도 채색할 수 있으며, 채색 시에는 물통 없이 물감을 바로 짜서 바르는 것이 좋다. 물통은 붓을 씻을 때 사용한다.

TIP

지점토로 조형하며 떠오르는 감정, 생각들을 자유롭게 표현하도록 한다.

예: "점토를 만져보니 느낌이 어떠신가요?"(기본적인 온도, 느낌부터 아기 볼살, 송편 반죽 등 연상되는 것들 이야기해보기)

"오늘 만든 것을 어떻게 사용하실 건가요?"

"만든 과정을 기억해서 가족이나 친구분들에게 이야기하고 자랑하세요."

7회기 편지 쓰기(소요 시간: 90분)

활동 목적

행복감을 높이고 고독감을 해소하며, 소근육 운동을 하고 인지기능을 강화한다.

기대 효과

사랑하는 사람들을 떠올리며 행복함, 친밀감을 느끼고 가족 구성원으로서 연결되어 있음을 느낄 수 있다. 실제로 편지를 전하며 일상에서 긍정적인 정서를 교류하는 경험을 할 수 있다.

준비물

두꺼운 도화지(A4 크기), 색도화지(미리 팝업 형태로 준비), 풀, 가위, 연필, 지우개, 볼펜, 매직, 네임펜, 반짝이, 스티커 등 꾸미기 재료, 색종이, 양면테이프, 카드 봉투, 소품 이미지 도안(선물상자, 꽃, 사탕, 인형, 풍선 등)

활동 내용

① 치료사가 주제를 알려주고 누구에게 편지를 쓸지 생각하게 하고, 그 사람을 떠올리면 어떤 생각이 드는지 몇 사람이 대표로 짧게 이야기하게 하여 동기를 부여한다.

② 도화지를 반으로 접은 후 색도화지를 붙인다. 풀칠할 때 팝업될 부분에는 풀칠을 하지 않는다. 색도화지는 팝업 형태로 미리 잘라 준비한다.

③ 받을 사람이 좋아할 만한 것들을 색종이에 그린 후 오려 붙이며 팝업 카드에 붙인다. 다양한 장식들을 활용하여 붙이거나 마음에 드는 도안을 오려 붙인다.

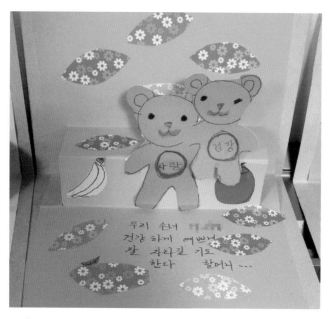

70대 여성의 편지. 손녀에 대한 사랑을 가득 담아 표현했다.

④ 카드의 아래쪽에 편지를 쓴다. 글을 모르거나 글씨 쓰기가 어려우면 치료사나 보조
　자가 대신 써준다.

⑤ 완성 후 낭독하며 각자 쓴 편지를 읽고 소감을 나눈다.

활동 난이도

낮음	높음
• 환자의 기능이 매우 낮으면 팝업 속지 없이 일반 색도화지 속지를 붙여 변형하여 진행한다. • 미리 프린트된 장식 이미지 도안을 잘라서 붙이거나 스티커 위주로 간단한 꾸미기 작업을 독려한다. • 편지의 내용이나 대상을 떠올리지 못하는 경우 "○○에게, 사랑합니다", "건강해라" 등의 간략한 문구를 적어준다.	• 다양한 꾸미기 재로를 제공하여 여러 가지로 표현할 수 있도록 돕는다. • 너무 깊이 몰입하여 많은 것을 표현하지 않도록 주의하며, 편지 쓸 시간을 적절하게 분배한다. • 편지 내용을 미리 빈 종이에 적어 연습할 수 있다.(시간이 충분한 경우) • 완성한 후 카드 봉투도 꾸밀 수 있다.

치료사 역할

① 샘플 작품을 보여주며 완성에 대한 동기를 부여하고 격려하며, 환자가 작업을 힘들
　어 하면 보조적 역할을 한다.

② 편지를 작성하는 시간은 10~20분가량으로 충분해야 하므로 꾸미기 시간이 길어
　지지 않도록 개별 작업 진행 상황(속도)을 유심히 체크해야 한다.

③ 편지 완성 후 낭독하는 시간은 개인당 3분가량씩 할애하여 구성원의 수에 맞게 분
　배한다.(낭독 후 다른 이들의 피드백이 길어질 수 있다.)

④ 행복감, 그리움, 사랑, 존경 등 다양한 언어적 표현을 충분히 하고 감정을 교류하도
　록 이야기 시간을 진행한다.

주의 사항

① 장식품, 꾸미기 재료를 균등하게 배분한다.

② 글쓰기가 어려운 경우 보조자가 편지 내용을 써준다.

편지에 심상의 이미지와 감정을 담아내며 인지적 활동이 활발해지도록 유도한다.

예: "직접 전달하면 받는 분의 기분은 어떨까요?"

　　"그분이 좋아하는 것들은 무엇일까요?"

8회기 화병 그리기(소요 시간: 60분)

활동 목적

행복감과 자신감, 성취감을 높이고 우울감을 해소하며 소근육 운동을 한다.

기대 효과

다소 어려운 물감 칠하기 활동을 성공적으로 해냄으로써 자신감을 갖게 되고 미적 즐거움과 성취감을 높이며 일상생활의 활기를 찾는다.

준비물

도화지(220그램), 화병 도안, 크레파스, 풀, 가위, 수채화 물감, 붓, 팔레트, 물통, 휴지, 물티슈, 신문지, 꽃이 담긴 꽃병 사진

활동 내용

① 계절에 맞게 피는 꽃의 종류, 가장 좋아하는 꽃 등 꽃에 관한 이야기를 나눈다.

② 마음에 드는 화병의 도안을 고른 후 화병에 크레파스를 채색하여 꾸민다. 완성한 후 가위로 잘라 도화지의 아래쪽에 붙인다.

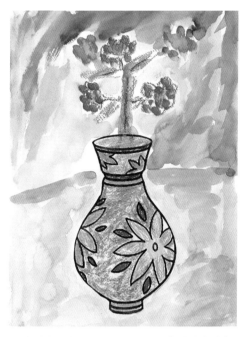

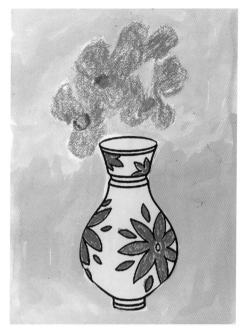

80대 남성의 작품. 이름 모를 예쁜 꽃을 화병에 담아두 었다고 했다.

80대 여성의 작품. 코스모스를 좋아하여 그리고 싶다고 했다.

③ 도화지의 윗면에 크레파스로 꽃을 그린다.(꽃병 사진을 샘플로 제시해도 좋다.)

④ 수채화 물감을 이용해 붓으로 배경을 칠한다.

⑤ 완성 후 작품을 한군데 모으고 바라보며 소감을 나눈다.

활동 난이도

낮음	높음
• 꽃의 형태를 보조자가 그려주고 크레파스로 채색하도록 안내한다. • 배경을 물감으로 채색할 때 하나의 색을 팔레트에 많이 만들어주고 붓으로 충분히 칠하도록 한다.	• 꽃과 줄기, 잎이 조화롭게 균형을 이루도록, 부족한 부분을 찾아 보완하게 한다. • 배경색을 다양하게 칠하며 적극적으로 표현하도록 유도한다.

치료사 역할

① 화병 붙이기, 꽃 표현하기, 물감 칠하기의 과정으로 단계가 구분되므로 단계별로 모두 함께 진도를 나가며 개인이 과정을 너무 앞서가지 않도록 한다. 시간 여유가 생긴 환자는 다른 이의 작업을 관찰하도록 하여 타인에 대한 인식을 높여준다.

② 채색은 개인이 직접 색을 유추하고 선택하는 과정이 필요하므로 기다려주는 마음이 필요하다.

③ 그림에서 부족하거나 빠진 부분이 있다면 찾아내도록 돕는다.

④ 물감 사용법을 안내하고 빈 종이에 연습하도록 한다.

⑤ 전체 작품을 감상하며 이미지와 느낌들을 기억하고 일상생활에서 자주 떠올리도록 권장한다.

주의 사항

① 신문지를 미리 깔아둔다. 재료는 처음부터 모두 제공하지 않고 해당 과정에서 필요할 때 단계별로 제공한다.

② 도화지가 완전히 마르면 종이가 쭈글쭈글해지는 현상을 방지하기 위해 신문지를 작품들 사이에 끼운 후 무거운 물건으로 눌러 보관한다.

 작업 중간마다 참여자들의 작품을 보여주며 활동을 독려하고 표현 능력을 높여준다.

9회기 고향 그리기(소요 시간: 60분)

활동 목적
지남력 및 회상 기억을 강화하고 심리적 안정을 꾀하며 소속감과 연대감을 확인한다.

기대 효과
흐릿한 고향의 풍경과 기억을 떠올리며 정서적·심리적 안정감을 경험하고 다른 사람들의 고향 이야기를 들으며 동질감과 연대감을 느낀다.

준비물
도화지(220그램), 색연필, 크레파스, 사인펜, 휴지, 물티슈, 신문지

활동 내용
① 치료사가 자신의 고향에 관해 이야기하거나 고향과 관련된 노래를 부르며 동기를 부여한다.
② 파스텔로 도화지의 테두리를 칠하고 손으로 문질러 액자 효과를 낸다.
③ 색연필과 사인펜, 파스텔을 이용해 액자 안에 풍경을 그린다.
④ 완성 후 자신의 작품과 고향을 소개하며 다 함께 이야기를 나눈다.

활동 난이도

낮음	높음
• 풍경과 사물의 형태를 몇 개 정도만 정하여 크게 그리도록 하고, 구체적 표현은 대신 그려 회상을 돕는다. • 파스텔을 사용해 색감을 쉽고 풍부하게 표현하도록 한다.	• 인물, 동물, 마을 입구, 보호수, 개울 등 다양한 요소를 유추할 수 있도록 질문하고 독려한다. • 형태를 구체적으로 묘사하고 다양한 색을 사용하도록 권장한다.

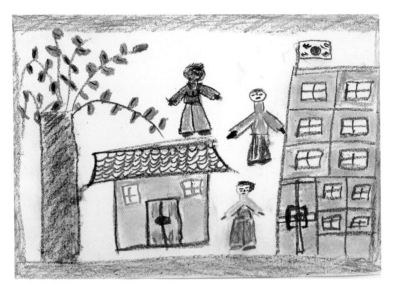

70대 여성의 작품. 도시에서 태어나 자란 과거를 회상하며 그렸다.

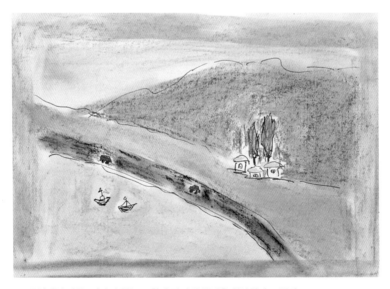

70대 여성의 작품. 바다가 있는 고향과 당시의 풍경을 회상하며 그렸다.

치료사 역할

① 고향의 지명을 정확히 기억하고 있다면 뒷장에 주소를 쓰게 하는 것도 도움이 된다.

② 고향의 특징과 유명한 사항들을 떠올릴 수 있도록 개별적으로 접근하고 질문하며 다양한 요소들을 조화롭게 표현하도록 돕는다.

③ 그림 완성 후 이야기를 나누는 시간에 고향이 같거나 그림 속 풍경이 유사한 환자 끼리 인사를 나누거나 같이 앉도록 하며 친밀감과 연대감을 느끼게 한다.

④ 다른 환자의 이야기를 들으며 궁금한 것이 있으면 질문하며 소통을 돕는다.

⑤ 환자가 과도하게 몰입하거나 고향을 그리워하여 우울감에 빠지지 않도록 유의하며, 지금 살고 있는 곳에서도 유사한 느낌과 행복을 찾을 수 있도록 이야기 방향을 잡아준다.

주의 사항

① 신문지를 미리 깔아두고, 파스텔이 손에 묻는다는 점을 사전에 알려야 한다. 환자 가 손에 묻는 것을 싫어하는 경우 크레파스로 대체하여 액자를 표현한다.

② 환자의 이야기가 너무 길어지지 않도록 적절하게 끊어주고 다음 차례로 넘어간다.

 고향을 떠올리며 다양한 기억과 추억을 회상하도록 돕는다.

예: "가장 보고 싶은 고향 분이 있나요?"

"고향이 너무 그리우신가 봅니다. 이럴 때는 어떻게 하면 좋을까요?"(치료사가 해결책을 제시 하기보다 다른 이들에게 질문을 돌려 그룹 내에서 위로받도록 한다.)

"(말이 길어지는 경우 내용을 갈무리하고 공감한 뒤) 그렇군요. 다음 분의 고향도 궁금하니 이 만 이야기를 듣고 다음 분이 말씀해주시겠어요?"

10회기 흔들리지 않는 나무(소요 시간: 60분)

활동 목적

소근육 운동을 하고 인지기능을 활성화하며, 자아를 통합하고 성취감을 자극한다.

기대 효과

나무에 노끈을 반복적으로 덧대는 활동을 통해 자아에 대한 회복감과 자존감을 높일 수 있다. 노끈의 길이를 조절하며 나무 전체의 균형감을 맞추는 과정에서 인지기능을 강화할 수 있다.

준비물

도화지(180그램), 연필, 노끈(적당한 길이로 잘라 준비), 목공풀, 한지 색종이, 물티슈

활동 내용

① 어깨, 목, 손 등 상체를 움직이며 가볍게 몸을 푼 후 노끈을 만져보며 활용도를 이야기한다.
② 치료사는 연필로 나무 도안을 그린 도화지를 제공한다. 환자는 연필의 선에 따라 목공풀을 바른 후 노끈을 붙인다.(목공풀 위에 노끈을 대고 약 5초간 그대로 누른다.)
③ 길이가 짧은 것은 가지로 활용하고, 긴 끈은 나무 기둥에 겹겹이 붙여준다.
④ 나무가 완성되면 노끈을 둥글게 말아 나뭇가지에 붙여 열매를 표현한다. 한지 색종이를 손으로 뜯어 붙이며 주변 분위기를 꾸민다.
⑤ 작품을 한데 모으고 바라보며 소감을 나눈다.

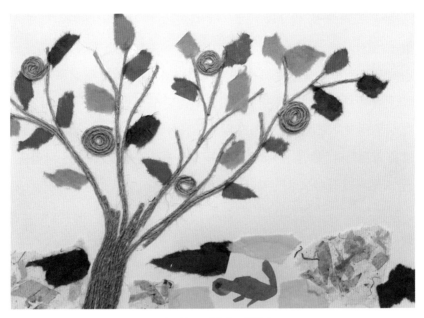

60대 여성의 작품. 나무의 기둥과 가지, 잎을 풍성하게 표현했다.

활동 난이도

낮음	높음
• 나무 기둥 표현에 시간이 많이 소요되는 경우 나무만 표현한 후 기둥은 한지 색종이를 찢어 붙이도록 한다. • 색채 도구를 이용하여 채색하는 활동으로 변형하여 진행해도 좋으며, 노끈은 나뭇가지 표현에만 사용한다.	• 나무 주위의 친구들, 집 등을 한지로 표현하며 주변을 구체적으로 묘사하도록 독려한다. • 두 개의 노끈을 새끼 꼬듯 꼬아서 굵기를 조절하여 붙이면 입체적 효과가 커진다.

치료사 역할

① 사전 준비로 도화지에 미리 나무의 밑그림을 그린다. 도화지의 앞과 뒤에 모두 나무를 그리는데 앞면은 가로로 종이를 두고 나무를 그리고, 뒷면은 세로로 종이를

두고 나무를 그려 가로 나무와 세로 나무를 만들면 각자의 기호에 맞게 선택하여 작업할 수 있다.

② 나무의 아랫부분에 끈을 가로로 붙여 지면을 표현하거나 한지 색종이를 이용해 땅속을 표현하여 나무의 아래쪽이 튼튼하고 안정되게 표현되도록 돕는다.

③ 가지가 너무 적거나 한쪽으로 뭉치지 않고 기둥이 기울어지지도 않게 균형을 잡는다.

④ 계절감을 표현한다. 봄에는 새싹을, 여름에는 초록잎을, 가을에는 낙엽을, 겨울에는 눈을 표현하게 도움으로써 지남력 강화를 돕는다.

주의 사항

① 목공풀과 노끈으로 인해 손에 풀떡이 생길 수 있으므로 물티슈로 닦으며 진행한다.

② 목공풀을 너무 많이 사용하지 않도록 한다.

TIP 환자의 속도가 느린 경우 풀칠을 넓은 면적이라도 한 번에 하고 노끈을 한 번에 여러 개씩 붙이면 쉽고 빠르게 진행할 수 있다.

11회기 클림트의 〈생명의 나무〉 따라 그리기(소요 시간: 60분)

활동 목적

자아를 통합하고 소근육 운동을 하며, 심리적 안정을 취하고 긍정적 정서를 체험한다.

기대 효과

명화에 담긴 이야기를 미술 활동으로 연결하여 삶의 에너지와 생기, 심리적 안정감을 느낀다.

준비물

명화 〈생명의 나무〉 가운데 나무 부분의 컬러 프린트(A3), 트레이싱지(반투명 종이), 투명테이프, 사인펜, 반짝이 장식(금색, 은색 계열 다수 포함), 가위, 풀, 양면테이프

활동 내용

① 치료사가 구스타프 클림트의 명화 〈생명의 나무〉를 보여주며 그림에 대한 이야기를 들려준다.

② 그림에 대한 이야기를 들으며 떠오른 느낌들을 함께 이야기하고, 비슷한 경험이 있다면 이야기한다.

③ 〈생명의 나무〉를 컬러 프린트한 A3 종이 위에 트레이싱지를 테이프로 붙인다. 트레이싱지에 비친 나무의 모습을 손에 힘을 주어 사인펜으로 따라 그린다.

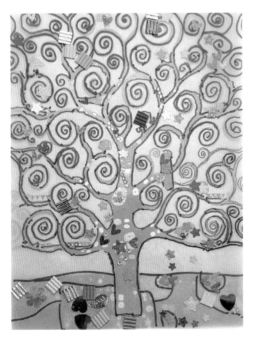

70대 여성의 작품. 파란색으로 일관성 있게 그리고 땅속에도 장식을 많이 넣었다. 힘에 대한 욕구를 느낄 수 있다.

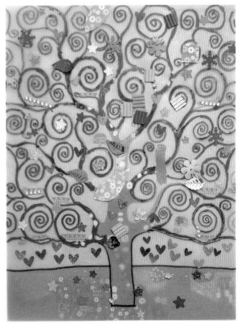

80대 여성의 작품. 다양한 색과 장식으로 나무 상단을 화려하게 꾸몄다. 활발하고 사회 교류에 대한 욕구가 많음을 나타낸다.

④ 그림처럼 다양한 반짝이 장식과 색종이들로 화려하게 나무를 꾸민다.

⑤ 활동 후 다 함께 소감을 나눈다.

활동 난이도

낮음	높음
• 나뭇가지 모양을 허공에서 손가락으로 그리는 활동을 하며 흥미 요소와 인지적 요소를 더한다. • 빠진 부분이 없도록 보이는 것 모두를 손에 힘을 주어 그리게 한다. • 스티커를 이용하면 풀칠하지 않고 쉽게 한 번에 장식할 수 있다.	• 집, 사람, 땅속, 나뭇가지의 동물 등 추가적인 요소들을 그리도록 권장한다. • 똑같이 그리지 않아도 된다고 인지시키고, 다양한 색과 장식을 자유롭게 표현하도록 격려하고 지지한다. • 완성 후 트레이싱지만 보았을 때 부족해 보이면 테두리를 그려줄 수 있다.

치료사 역할

① 그림에 대한 이야기를 설명하듯이 한 번에 끝내기보다 환자들과 함께 그림의 전체적인 느낌, 인물들의 기분, 좌우에 있는 남녀 그림의 제목, 생명의 나무에 있는 가지의 의미 등을 유추하고 이야기를 들려주는 것이 좋다.

② 따라 그리기가 쉬우므로 환자가 집중하다 보면 활동의 의미를 잊을 수 있다. 따라 그리기 활동을 하는 도중에 그림에 대해 다시 간략히 이야기하거나 몇 사람에게 그림의 내용과 나무의 의미에 관해 질문함으로써 환자들이 내용을 상기하며 미술 활동을 하게 돕는다.

③ 사실적이고 일반적인 나무가 아니라 그림 속의 나무이므로 색깔을 다양하게 칠할 수 있다고 권한다. 갈색, 검은색 외에도 주황색, 빨간색, 노란색, 파란색 등 다양한 사인펜 색을 사용하도록 유도하여 창작의 즐거움을 느끼게 한다.

④ 명화를 다시 자신의 작품으로 꾸미는 활동이므로 완벽하게 표현하려 하거나 많은 욕심을 내지 않도록 한다. 활동 중간 시간, 종료 시간 10분 전, 5분 전과 같이 남은

시간을 알려주어 시간을 인지하며 활동을 조절하게 한다.

⑤ 그림의 원래 요소 외에 다른 것들도 추가로 자유롭게 그리도록 하며 작품의 에너지를 일상에서도 느끼도록 한다.

주의 사항

① 사인펜은 지우개로 지워지지 않으므로, 실수한 경우 지우지 않고 작품의 일부분으로 활용할 수 있도록 치료사가 도와준다.

② 조명을 환하게 하여 트레이싱지에 비친 명화가 잘 보이도록 한다.

③ 완성 후 트레이싱지를 분리하여 따로 감상할 때 환자가 원본과 자기 작품이 수준 차이가 난다며 마음이 상하면 테두리를 그려 액자 효과를 내거나 원본을 붙여 함께 보며 마치게 한다.

④ 손의 힘을 많이 쓰는 작업이므로 준비 운동을 하거나 작업 도중 잠깐씩 쉬게 한다.

구스타프 클림트, <생명의 나무>(1905~1909)

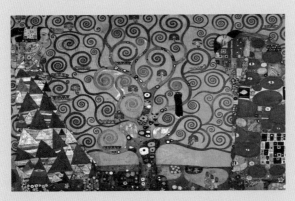

<생명의 나무>는 유명 건축가 요제프 호프만이 스토클레 저택을 지으면서 클림트에게 식당 벽에 설치할 그림을 그려달라고 요청하여 제작되었다. 식당의 한쪽 벽면에 가득 차도록 그려진 <생명의 나무>는 유리, 산호, 자개, 준보석 등 값비싼 재료들로 화려하게 장식되어 있다. 이 그림은 3개의 그림이 합쳐진 작품이다. 왼쪽 여성은 '기대'를, 오른쪽 남녀는 '성취, 이행'을 의미한다. 가운데에는 생명의 나무가 있다. 왼쪽 여성은 고개를 돌려 오른편을 보고 있다. 가운데에는 생명의 나무가 있으며, 가지가 동그랗게 말려 있는 점이 작품에서 가장 독특한 부분이다. 하늘과 땅을 연결하는 생명의 나무는 나선형 가지를 통해 생명의 연속성과 인생의 복잡성을 표현하고 있다. 오른쪽의 남자와 여자는 포옹하고 있는데, 이는 남자와 여자의 결합, 생명의 시작을 의미하기도 한다. 이 그림은 신화적 요소와 철학적 의미들을 담고 있어 다양하게 해석할 수 있다.

12회기 종이 장미꽃다발 만들기(소요 시간: 90분)

활동 목적

소근육 운동을 하고 즐거움을 느끼며 성취감, 효능감을 강화한다.

기대 효과

시들지 않는 종이꽃을 만들며 자신감을 되찾는다. 꽃을 집의 인테리어 장식으로 활용할 수 있으므로 언제든 작품을 감상하며 삶의 활기를 찾을 수 있다.

준비물

주름지(분홍색, 빨간색, 연보라색, 연주황색, 노란색), 꽃 공예용 철사, 꽃 공예 테이프, 가위, 목공풀, 가는 일반 철사, 포장 종이, 포장 리본, 종이 접시, 글루건

소요 시간

1시간 30분

활동 내용

① 치료사는 종이로 장미꽃다발을 만들 것임을 알려주고 샘플 작품을 보여주며 동기를 부여한다.

② 장미꽃 1송이당 주름지를 2.5×5센티미터 크기로 10개를 이용하도록 안내한다.

재료는 필요한 만큼 제공하며, 같은 색끼리 접시에 담아 얼마든지 사용하도록 한다. 같은 색으로 10개의 주름지를 골라 위로 쌓은 후 위쪽은 둥글게 자르고 아래쪽은 좌우를 세모 모양으로 잘라내 꽃잎을 만든다.

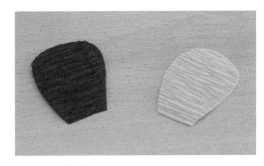

주름지로 만든 꽃잎

③ 꽃잎의 가운데를 양손 엄지손가락으로 잡고 주름을 펴 넓게 하고 위의 둥근 부분은 가위 등을 이용해 밖으로 말아서 꽃잎 형태를 만든다.

④ 꽃잎의 하단에 목공풀을 바른 뒤 꽃 철사에 감아준다. 여러 겹을 동일하게 붙여 장미꽃을 완성한다. 안쪽은 꽃잎 간격이 좁고 밖으로 갈수록 간격이 넓어지는 것이 좋으며, 접착 부위를 손으로 잘 잡고 있어야 한다. 장미꽃이 완성되면 하단의 꽃대(손으로 계속 잡고 있던 부분)부터 꽃 테이프로 힘 있게 당기듯이 꽃 철사에 대고 감는다. 잎사귀 모양 철사를 중간 중간 섞어 잎사귀를 표현하기도 한다.

⑤ 장미꽃을 3~4송이가량 만든 후 포장지로 꽃을 포장한다.

활동 난이도

낮음	높음
• 실수하거나 실패해도 재시도할 수 있도록 가위와 주름지를 동등하게 제공한다. • 꽃잎 모양대로 잘리고 조형이 된 꽃잎을 사용하여 풀칠만 하여 붙이도록 한다. • 2송이 정도의 꽃을 만들게 한다. 마지막에 종이꽃을 포장할 때 보조자가 도와준다.	• 다양한 색으로 여러 꽃송이를 만들게 하나, 최대 4송이가 적당하다. • 잎사귀를 교차하고 실제 장미꽃의 형태를 떠올리며 활동하도록 한다. • 꽃다발로 포장할 때 장미꽃들의 색감의 조화나 높이의 조화를 고려하여 창작하도록 알려준다.

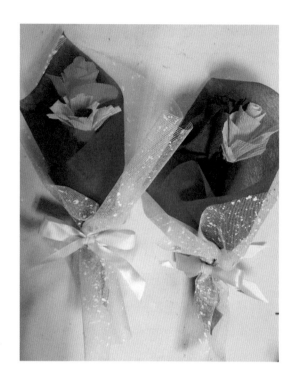

환자들이 정성들여 만든 종이 장미꽃다발. 집에 잘 보관하겠다며 기뻐했다.

치료사 역할

① 샘플 작품은 본작업과 같은 재료로 사전에 제작하며, 지나치게 화려하지 않고 간단하며 쉽게 만들 수 있도록 한다.

② 참여자가 할 수 있는 난이도에 맞추어 꽃잎을 제공한다.

- 난이도 낮음: 모두 완성된 꽃잎을 제공하여 철사에 붙이는 과정부터 진행한다.
- 난이도 중간: 재단된 꽃잎을 제공하여 꽃잎을 벌리고 마는 과정부터 시작한다.
- 난이도 높음: 꽃잎 재단부터 시작하여 벌리고 마는 과정으로 이어지도록 한다.

③ 보조 치료사의 도움이 필요한 활동이다. 활동을 힘들어하는 경우 적절하게 도울 수 있도록 환자 3명당 1명의 보조자가 있는 것이 좋다.

④ 완성 후 집의 어디에 걸어둘지 생각하도록 인도한다.

⑤ 완성품을 만들 수 있도록 최대한 협조적인 분위기에서 진행한다.

주의 사항

① 물에 닿지 않도록 하며, 습기가 없는 곳에 보관한다.

② 접착이 잘되지 않으면 글루건을 활용하여 붙이거나 조형하도록 보조자가 도울 수 있다.

- 꽃과 관련된 노래를 같이 부르도록 유도하면 즐거운 분위기에서 진행할 수 있다.

  예: "꽃 하면 어떤 노래들이 떠오르시나요? 노래를 들어볼 수 있을까요?"

- 선물하기를 원하는 경우 작은 종이에 편지를 써서 같이 선물하는 방법이 있음을 알려준다.

- 완성 후 만드는 과정에 관해 다시 이야기 나누며 기억력을 강화할 수 있다.

  예: "종이꽃 만드는 과정을 설명해주실 수 있나요?"

13회기 조각 모자이크화(소요 시간: 60분) - 단체 활동

활동 목적

심리적으로 이완하고 고독감을 해소하며 소속감을 증진하고 행복감 및 자신감을 고취한다.

기대 효과

크레파스를 사포에 갈면 나타나는 색감, 촉감을 경험하며 감각이 주는 즐거움을 경험하고 심리적 이완을 할 수 있다. 또한 단체 활동을 통해 무기력감을 낮추고 소속감과 자신감을 고취할 수 있다.

준비물

밑그림이 그려진 사포 조각, 크레파스, 투명 테이프

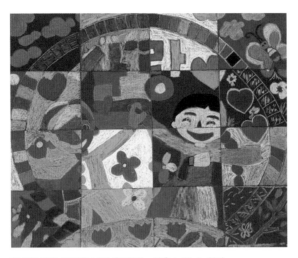

완성된 조각 그림을 보며 함께하는 삶을 느낄 수 있다.

활동 내용

① 모두 함께 하는 워밍업 게임(가위바위보, 뽑기 등)을 하며 흥미를 북돋운다.

② 게임에서 이긴 사람들의 순서대로 밑그림이 스케치된 조각을 나누어주고(뽑기, 선택하기 모두 가능) 여러 조각이 모여 하나의 그림을 완성하게 된다고 알린다.

③ 각자 받은 사포 조각에 그려진 밑그림대로 색을 칠하여 완성한다.

④ 순서대로 붙인 후 전체 그림을 보며 각자 담당한 부분을 찾고 소감을 이야기한다.

활동 난이도

낮음	높음
• 각자 맡은 그림이 어떤 부분의 조각 그림인지 인지하기 어려우므로 채색이 어려울 수 있다. 따라서 보조자가 색상을 권유하거나 힌트를 주어 어떤 부분인지 알려주고 칠하게 한다. • 보조자가 조각의 테두리를 뚜렷하게 칠해 구분하기 쉽게 한다.	• 한 사람이 1개 이상의 조각을 진행해도 무방하나 독점하지 않게 한다. • 전체 모습을 구상하거나 다른 이들의 작품을 보며 조화롭게 구성되도록 칠하기를 권유한다. • 채색할 때 힘을 조절하며 색의 강약을 스스로 조절하여 표현하게 할 수 있다.

치료사 역할

① 밑그림을 고를 때 다양한 요소들이 그림 전체에 반영된 형태가 좋다. 밑그림은 활동의 양과 범위를 균등하게 맞춰주는 것이 좋은데, 배경이라고 하여 아무 요소가 없으면 활동할 사항이 없어져 집단 활동의 의미가 사라진다.

② 구성원들 간의 속도 차이, 전체적 조화를 감안하며 각자의 작품에 관심을 둔다.

③ 공동 작품을 만든다는 것을 활동 도중에 고지하여 현재 하고 있는 활동에 의미를 부여하고 동기를 북돋운다. 또한 각 환자들과 대화하며 완성 작품에 대해 호기심을 갖게 한다.

주의 사항

밑그림이 변형되거나 지워지지 않도록 주의한다.

TIP
- 치료사가 사포의 뒷면에 번호를 적어두고 그림의 순서를 미리 파악한다.
- 옆 사람과 서로의 모양을 두고 추리, 연상하고 이야기를 나누며 진행하는 것도 좋다.
- 인원이 많으면 몇 개의 팀으로 나눠 동일한 작품을 진행한다. 밑그림이 같아도 칠하는 색이 모두 다르므로 완성 작품도 달라져서 더 흥미 있게 진행할 수 있다.
- 작품을 붙일 때 치료사가 붙이지 않고 환자가 직접 퍼즐처럼 조각을 붙이게 하면 더 좋다. 이때 미리 크기에 맞게 붙일 곳을 정확히 정하고 위치를 알리며 그 위에 붙이게 한다. 환자가 스스로 찾기는 어렵기 때문이다.

14회기 손바닥 동네(소요 시간: 60분) - 단체 활동

활동 목적

고독감을 해소하고 소속감과 의사소통 기술을 강화한다.

기대 효과

작품을 만드는 과정에서 언어적 의사소통을 하며 긍정적으로 교류하고, 완성된 작품을 감상하며 간접적으로 타인과 접촉하고 수용되는 경험을 통해 고독감을 해소하며 함께하는 삶의 즐거움을 느낄 수 있다.

준비물

가로로 긴 종이(약 120×45센티미터), 24색 이상 크레파스 1세트, 투명 테이프

활동 내용

① 4~5명이 한 그룹이 되어 나누어 앉은 후 조원들끼리 상의하여 팀 이름을 정하고 조장을 뽑는다. 이때 마을 이름 형식으로 짓고 통장이나 이장을 정하거나, 초등학교처럼 1-1반, 1-2반 형식으로 정하고 반장을 뽑는 등 자유로운 형식으로 진행한다.

② 각 조의 조장이 일어나 가위바위보를 한다. 순위가 정해지면 1조부터 크레파스통을 받고 각자 마음에 드는 색의 크레파스를 한 개씩 고른다. 1조가 다 고르면 2조가 크레파스를 각자 한 개씩 고르고, 이후 3조로 넘어가며 반복한다. 모두 한 개의 크레파스를 갖고 있으며 색이 겹치지 않는다.

③ 조별로 긴 종이를 한 장씩 나눈 후 5분 동안 종이에 손을 대고 손 모양을 그대로 따라 그리고 색칠한다. 크레파스는 교환하지 않는다. 손바닥은 서로 겹쳐 그려도 되며, 손 모양을 다르게 (주먹, V자, 엄지손가락 들기, 오케이 모양 등) 그려도 된다. 종이의 뒷면에 조 이름과 조장 이름, 조원의 이름을 적는다.

④ 5분이 지나면 오른쪽으로 종이를 돌려 다른 그룹의 종이를 받고 ③과 같이 자신의 손바닥을 대고 색칠한다.

⑤ 자기 조의 종이가 돌아오면 끝난다. 벽에 종이를 한 줄로 연결하여 붙이고 다 함께 보며 소감을 나눈다.

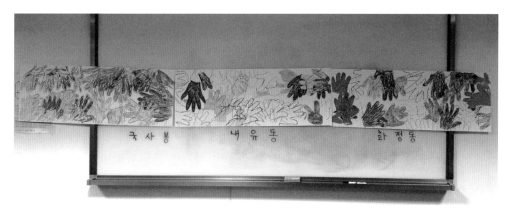

개인 활동과 그룹 활동을 통해 즐거움을 느낄 수 있다.

활동 난이도

낮음	높음
• 환자가 손을 대면 보조자가 펜으로 그려줄 수 있다. • 짝을 만들어주고 서로 도우도록 연결하여 상호작용을 도울 수 있다.	• 다른 사람의 것과 색을 섞어 칠하거나 일정 부분을 일부러 겹쳐 그리도록 요구할 수 있다. • 소극적인 구성원에게 적극적으로 다가가기를 권유할 수 있다.

치료사 역할

① 가급적 손을 다른 사람의 손과 연결하거나 부분적으로 겹쳐 그리게 하며 색이 섞이게 하는 것이 좋다.

② 손을 멀리 뻗거나 옆으로 뻗어 그리며 활동 범위를 넓히도록 격려한다.

③ 종이를 돌리고, 활동 영역이 겹치면 기다렸다 그리거나 함께 그리며 자연스럽고 즐겁게 대화하고 활동하도록 분위기를 조성한다.

④ 소극적이거나 주저하고 망설이는 구성원들의 활동을 격려하고 지지하며 모델링을 보여주며, 조원 전체의 손이 조화롭게 꾸며지게 한다.

⑤ 이야기를 나눌 때도 자신의 색이 어디에 어떻게 있는지, 다른 사람들의 손과 많이

겹쳐져 그려졌는지 아니면 따로 있는지, 적극적이었는지 소극적이었는지, 활동 중에 어떤 느낌이 들었는지, 전체 그림을 보는 소감은 어떠한지 등 다양하고 다채로운 이야기를 하게 한다.

주의 사항

조원 사이에 갈등이 생기지 않게 주의하며, 갈등이 생기면 조원끼리 이야기를 나누어 해결하게 한다. 중재가 필요하면 자리를 이동시킨다.

- 앞선 조가 크레파스에서 마음에 드는 색을 가져가므로 가위바위보를 잘하는 것이 좋다고 미리 알려주면 좋다.
- 조장에게 역할을 주어 활동이 적은 조원을 격려하게 한다. 또한 의사소통을 조율하고 다른 조에 종이를 넘겨주는 역할을 맡겨 조원들의 단합을 도우면 더욱 재미있게 진행할 수 있다.

15회기 소원의 배(소요 시간: 50분) - 단체 활동

활동 목적

인지기능을 강화하고 행복감과 소속감을 느끼며, 긍정적인 미래를 조망하고 심리적 이완을 경험하며, 자아를 통합한다.

기대 효과

종이배를 접으며 인지 능력을 높이고 소근육 운동을 할 수 있다. 종이배에 소원을 적으며 긍정적인 미래를 빌고 상기할 수 있다. 완성된 작품을 감상하며 이완되는 느낌을 경험하고 마음이 편안해진다. 다른 배들을 보고 동질감을 느끼며 자신의 삶을 건강하게 조망할 수 있다.

준비물
푸른색 계열의 전지와 습자지, 색종이, 풀, 투명 테이프, 네임펜, 스티커, 반짝이, 이쑤시개, OHP 필름지, 빨대

활동 내용
① 종이배의 모양을 떠올리며 허공에 손가락으로 그림을 그린다. 또는 종이배를 보거나 종이배 접는 법을 아는 환자가 있으면 그분에게 설명을 듣는 등 배에 관한 이야기를 나눈다.
② 치료사의 지도 아래 다 함께 한 단계씩 접으며 종이배 접기를 진행한다. 보조자가 있으면 보조자와 그룹을 나누어 진행해도 좋다.
③ 종이배에 이쑤시개로 만든 깃발을 꽂고 테이프로 고정한다. 종이배의 윗면 또는 옆면, 깃발에 각자 소원을 네임펜으로 적는다. 자신의 이름을 쓰고 원하는 것을 그리

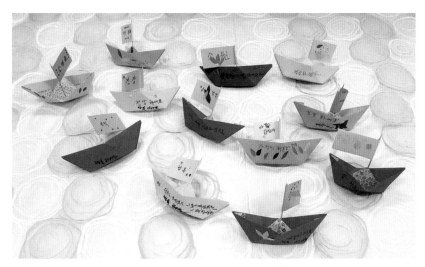

소원을 적은 배를 띄우며 마음의 안정을 느낀다.

거나 스티커로 꾸미는 등 자유롭게 소원의 배를 표현한다.

④ 배를 완성하면 오른쪽 사람에게 돌리며 소원에 관해 덕담을 써달라고 이야기한다.

⑤ 자신의 배가 돌아오면 다른 사람이 쓴 글귀를 찾아 읽도록 권한다.

⑥ 다 함께 협동하여 한 장의 넓은 종이를 강물로 표현한다. 파스텔로 넓게 색칠하거나 습자지를 찢어 강물이나 물결을 표현한다. 만약 이 부분의 구성이 어렵거나 시간이 없으면 치료사가 미리 준비한 종이로 대체할 수 있다.

⑦ 자신이 만든 배를 강물 위에 올려놓고(세우고) 전체 작품을 감상하며 소감을 나눈다.

활동 난이도

낮음	높음
• 환자가 색종이를 고른 후 배를 접도록 지도하며 돕는다. 기능이 매우 낮으면 종이배를 제공하며 소원 쓰고 꾸미기만 진행한다. • 글을 쓰기 어려우면 보조자가 대신 써주거나 옆 사람에게 써달라고 부탁하도록 권유한다.	• 환자가 자신의 소원뿐만 아니라 다른 이의 소원에도 좋은 덕담을 쓰도록 권유한다. • 배를 여러 개 만들어도 좋으므로 다양한 색으로 만들게 한다. • 소원을 이루기 위해 자신이 할 수 있는 일을 추가로 생각하게 한다.

치료사 역할

① 종이배를 접는 활동은 10분 이내로 짧게 하고, 소원을 적고 꾸미며 덕담을 나누는 활동에 시간을 많이 할애하도록 배분한다.

② 건강, 사랑, 부자, 행복, 평화, 믿음 등 긍정적인 요소들이 많이 나타나나, 우울감이 깊은 환자는 무기력감을 느껴 아무것도 하지 않거나 의미 없게 생각하는 경우가 있다. 이때 다른 이들의 작품을 예로 보여주거나 자연스럽게 대화를 나누도록 유도한다. 보조자가 "저는 건강을 빌고 싶은데 어르신은 어떠세요?" 등의 말로 자기 개방을 하고 모델링하며 참여를 독려한다.

③ 이야기를 나눌 때 자신의 배에 적힌 덕담을 읽고 그 덕담을 써준 사람에게 고마움

을 표현하게 하는 활동도 좋다.

④ 치료사는 완성된 작품을 조망하면서 너무 긍정적이거나 너무 우울하지 않게 쓰인 그대로를 존중하고 이해하는 분위기를 만들도록 노력한다. 또한 소원을 이루기 위해 오늘 할 수 있는 것(소식하기, 운동하기, 가족에게 전화하기 등)처럼 구체적인 행동 방안을 같이 모색하는 것이 좋다.

주의 사항

종이배가 강물을 표현한 종이 위에 잘 서도록 배의 아래쪽을 넓게 벌려야 한다. 배를 붙일 때 양면테이프로 고정하거나 종이를 끼워 넣어 쓰러지지 않도록 잘 세운다.

작품을 사진으로 찍어 소장하도록 하거나 치료사가 사진을 찍고 인쇄해서 나눠주면 참여자가 언제든 다시 보며 소원을 떠올릴 수 있으므로 심리적 안녕을 도울 수 있다.

인지훈련

인지훈련이란?

초기 치매 및 인지장애 환자는 기억력 저하와 더불어 활동을 스스로 시작하지 못하는 실행장애를 보인다. 이에 따라 단어 선택이 어려워지고 주의집중력, 이해력에 문제가 발생한다.

치매는 완치 가능한 약물이 아직 없다. 따라서 예방과 증상에 대한 철저한 관리가 중요하다. 약물 치료와 함께 인지 자극, 인지훈련, 운동 등과 같은 비약물 치료를 하면 뇌의 예비 용량이 증가하여 치매 진행을 늦추고 증상을 경감하는 데 도움이 된다. 따라서 가족의 부양 부담을 줄이고 삶의 질을 높이는 데도 도움이 된다.

인지훈련은 초기 치매 환자와 인지장애 환자의 특정한 인지기능을 개선하기 위해 표준화하여 제작한 과제를 훈련자의 지도에 따라 실행하는 훈련이다. 인지훈련은 초기 치매의 진행을 방지하기 위해 지속적으로 시행해야 하며, 효과가 검증된 요법들로 프로그램을 구성해야 한다.

인지훈련의 유형

인지훈련에는 다양한 형태와 방법이 있다. 특정 인지 영역을 포함하여 개인·집단치료의 형식으로 진행하기도 하고, 가족이 가정에서 시행하는 경우도 있다. 이 책에서는 집단 인지훈련의 활동 방법과 주의 사항, 준비물, 치료사의 역할 등을 다루고자 한다.

인지훈련의 목적

인지훈련의 목적은 환자의 일상생활 수행 능력 및 사회적 관계 능력을 유지하거나 증진하고, 즐겁고 의미 있는 활동을 통해 스트레스를 줄이며, 지남력, 집중력, 기억력 활동을 통해 영역별 인지기능을 유지하거나 증진하는 것이다.

인지훈련 프로그램의 기본 지침

첫째, 프로그램의 대상자는 경도 인지장애나 초기 치매, 뇌졸중, 뇌외상, 뇌손상이 있는 환자 등이다.

둘째, 대상자의 특성을 파악하고 효과를 검증하기 위해 먼저 적절한 인지 검사를 시행하여 인지기능을 평가해야 한다. 평가 후 장애가 있는 특정 영역에 관한 프로그램을 중점적으로 시행하고, 어느 정도 수행 능력이 향상되면 높은 단계의 프로그램을 진행한다.

셋째, 환자가 재미와 흥미를 느낄 수 있도록 프로그램을 선정하거나 진행하고, 약간의 도움이 필요한 경우 도움을 준다.

넷째, 프로그램이 너무 어려우면 환자가 포기할 가능성이 높으므로 프로그램을 적절하게 만든다. 처음에는 쉬운 프로그램으로 시작하고, 점차 적절한 단계로 높이며, 마지막에는 조금 어려운 프로그램을 시행한다.

다섯째, 너무 쉽거나 어려우면 프로그램에 금세 싫증을 느끼거나 거부하므로 이 부분도 조심해야 한다.

여섯째, 프로그램을 충실히 시행하고 성취 능력이 향상되더라도 실제 일상생활에서 환자나 보호자가 느끼는 만족도는 크지 않을 수 있다. 그러나 무료하게 시간을 보내지 않고 프로그램을 지속하며 흥미와 재미를 느끼고 스트레스를 푸는 것만으로도 삶의 질 향상에 도움이 된다는 점을 이야기하고 지지해줘야 한다.

인지훈련을 위한 기본 준비 사항

지지받는 치료 장소 만들기

인지훈련 프로그램을 감독하는 책임자를 예비하거나 계속 교육해야 한다. 또한 효과적인 인지훈련을 위해 필요한 물질적·심리적 조건들을 채워주며 확고히 지원해야 한다.

치료 장소가 갖춰야 하는 조건들

인지훈련에 이상적인 장소는 무단으로 침입받지 않으며, 적당한 조명과 탁자, 칠판 또는 빔 프로젝트를 구비하고, 인지치료에 필요한 교구와 작품들을 보관하고 사용하기에 충분한 공간이다.

심리적 조건

치료사는 대상자가 평온하고 보호받는다고 느끼는 분위기를 만들어야 한다. 대상자가 존중받으며 안전하다고 느끼도록 해야 한다.

충분한 치료 시간

대상자가 시간에 쫓겨 불안해하지 않도록 문제 해결에 필요한 시간을 충분히 제공해야 한다. 문제의 난이도나 신체활동 상태에 따라 치료 시간을 적정하게 조절한다.

인지훈련에서 치료사의 역할

치료사는 난이도가 알맞은 훈련지를 제공해야 한다. 또한 대상자에게 인지훈련 방법을 전체적으로 설명하고 점검하며 면담해야 한다. 어려운 문제는 설명해줄 수 있음을 이야기하고, 대상자를 지원하며 자존감을 존중하고 심신의 상태를 고려해줘야 한다.

인지훈련의 구성

인지훈련은 1회 60분으로 진행하며, 워밍업 → 활동 소개 → 활동 준비하기 → 활동하기 → 활동 마무리 5단계로 구성한다.

워밍업(5분)

환영 인사, 안부 묻고 나누기, 오늘의 날짜·요일·날씨 이야기하기, 이전 회기 활동 회상하기의 활동을 한다.

활동 소개(5분)

이번 회기의 목적과 활동 방법을 쉽게 알려주고 목표와 기대 효과를 말하며 동기를 부여한다.

활동 준비하기(10분)

회기의 주제와 목표에 관한 경험이나 생각을 나누고, 관련 영상이나 사진을 보며 자유롭게 이야기하도록 한다.

활동하기(30분)

훈련지를 제공하고, 인지훈련 방법을 전체적으로 설명한다. 활동을 진행하며 활동 상태를 점검한다. 어려운 문제는 잘 설명하거나 난이도를 조절하여 환자가 문제를 해결하게 한다. 개방적이고 편안한 분위기를 제공하여 환자가 자유롭게 생각하고 활동하게 한다.

활동 마무리(10분)

이번 회기에 참여한 감상을 이야기하고 주변을 정리한다. 다음 회기 활동을 안내하고 마무리 인사를 한다.

인지훈련의 영역

이 책에서는 인지기능을 지남력과 주의집중력, 지각력, 기억력, 개념 형성과 추리력, 관리 기능, 구성 능력, 언어와 언어 연관 기능의 7가지 영역으로 나누고 각 영역에 맞는 프로그램을 소개하고자 한다.

첫 번째, 지남력은 자신과 자신 이외의 외부와의 연관성을 아는 능력으로 주의력, 지각 능력 등의 종합적인 인지능력이 형성하는 고위 기능이다. 보통 시간, 장소, 사람에 대한 지남력으로 구별된다. 기능적 또는 구조적인 뇌질환이 발생하여 지남력 장애가 나타나면 주로 시간에 대한 지남력, 장소에 대한 지남력, 사람에 대한 지남력 순서대로 소실된다. 지남력 훈련에서는 현실 인식 훈련, 자기소개 등의 활동으로 현재 자신과 주변 환경에 대한 기본적인 사실을 다시 인지하고 주변 상황이나 사람, 장소, 시간 등을 인식하게 한다.

주의집중력은 인지기능의 기본적 요소로서 어떤 일을 할 때 관심을 지속적으로 유지하는 능력이다. 주의력은 지각 형성 과정을 조정하는 기본적 인지기능이며 다른 인지기능에도 많은 영향을 미치므로 매우 중요하다. 무기력 증상과도 연관성이 높으므로 치료의 중점적인 목표로 다뤄야 한다. 알츠하이머병 초기에는 단순한 주의력은 유지되지만 복잡한 주의력은 초기부터 장애가 나타난다. 뇌의 전두엽 기능장애나 초기 알츠하이머병에서는 억제 과정이 자주 손상되기 때문에 주의력 훈련은 억제되지 않은 불합리한 사고 등에 의해 주로 나타나는 행동장애 조절에 효과적이다. 주의집중력 훈련으로는 색깔 읽기, 틀린 그림 또는 같은 그림 찾기, 같은 순서의 모형이나 글자 찾기, 동물과 숫자 연결하여 외우기, 도형의 색깔과 위치 외우기 등이 있다.

두 번째, 지각은 시각, 청각, 촉각, 후각 등의 자극을 인식하는 능력이다. 특히 시각적 인식 능력은 언어적 또는 시각적 요소를 포함하는데, 기억 능력과의 연관성도 매우 높다. 자극을 단순히 받아들이는 과정을 넘어 수용한 자극을 인식하는 단계에서는 연관된 다양한 인지능력이 필요하다. 지각 능력을 향상하는 훈련은 선과 평면 분할, 선 따라가기, 시각적 조합, 사물 지각, 시각적 지각, 겹쳐진 그림 찾기 등이다.

세 번째, 기억력은 감각기관으로 유입되는 많은 자극이나 정보를 일단 등록한 후 학습을 통해 뇌에 저장했다가 필요에 따라 꺼내 쓰는 과정을 통틀어 말한다. 뇌의 기억 활동에도 주의력, 관리 기능, 언어 활동 등의 다양한 인지기능이 필요하다. 기억 시스템은 특수한 기억 과정을 중개하는 복잡한 신경망으로 구성되어 있다. 대표적인 기억력 훈련은 언어 학습, 이야기 회상, 시각적 재조합, 사다리 타기, 길 찾기 등이다.

네 번째, 개념 형성과 추리력은 어떤 상황의 문제점을 해결하거나 적응하며 존재의 영속성을 이어가는 데 중요한 영역으로, 일상생활에서 접하는 다양한 상황을 적절히 판단하고 문제를 해결하는 데 필요한 인지기능이다. 개념 형성과 추론 기능은 주로 전두엽에서 수행하며, 교육과 경험으로 알게 된 지식을 이용하여 다양한 상황에서 적절히 반응하는 역할을 한다. 훈련 활동으로는 빠진 도형 찾기, 공통점 찾아 분류하기, 범주화의 유사성 찾기, 그림 완성하기, 장면 배열하기 등이 있다.

다섯 번째, 관리 기능은 가장 중시해야 할 인지기능 중 하나다. 뇌의 전두엽에서 담당하고 있으며 주의, 언어, 시공간, 기억 기능 같은 기초 인지기능을 전반적으로 관리하고 운영하는 최고위 인지기능이다. 따라서 손상되는 경우 심각한 장애를 초래할 수 있다. 관리 기능 훈련은 도형이나 퍼즐 맞추기, 그림 속 속담 유추하기, 미로 찾기, 가려진 단어와 그림 찾기 등이 있다.

여섯 번째, 구성 능력은 판단, 조직화 계획 등과 같은 전두엽 기능과 시각주의력 등의 전반적인 인지기능의 영향을 받는다고 알려져 있다. 시각주의력이 떨어지는 초기 알츠하이머병에 구성 능력 프로그램이 유용하다. 주요 훈련은 대칭 그림 그리기, 성냥 배열, 평면 도형과 입체 도형 유추하기 등이다.

일곱 번째, 언어와 언어 연관 기능은 말을 하거나 글을 쓰거나, 글을 보고 이해하거나 필요한 단어를 생각해내거나, 물건을 보고 이름을 알아내거나 적절한 문장을 구사하는 등의 다양한 기능을 총괄적으로 의미한다. 인간의 사고는 언어에 의해 진행될 만큼 중요성이 높으므로 기초적인 인지기능이라고 할 수 있다. 언어 훈련에는 계산, 글 채우기, 단어 찾기, 낱말 퀴즈 등의 활동이 있다.

인지훈련 활동 매뉴얼

현장에서 적용할 수 있는 인지훈련을 16회기로 구성하여 그 매뉴얼을 소개한다.

1회기 나를 소개합니다(소요 시간: 60분)

활동 목적

지남력을 회복하고 현실을 인식하며 자아감을 형성한다.

기대 효과

본인을 자각하고, 나를 기준으로 시간적, 공간적, 인적 연관성에 따라 탐색 작업을 하여 지난날을 회상하고 나를 인식한다.

준비물

화이트보드, 보드 마커, 활동지, 연필, 사진, A4 용지

활동 내용

① 서로의 얼굴을 확인할 수 있도록 마주보고 모여 앉는다.

② A4 용지를 명패처럼 접고 이름을 적은 후 본인 앞에 두어 다른 사람들이 서로의 이름을 확인할 수 있게 한다.

③ 〈나를 소개합니다〉 활동지를 나누고 활동지를 작성한다.

④ 작성이 끝나면 활동지를 보고 발표한다. 처음 발표하는 사람은 치료사가 지정하여 발표하게 하고, 발표가 끝나면 구성원 모두 박수를 치며 "환영합니다"라고 말한다. 발표자는 "다음으로 ○○○ 님을 초대합니다"라고 이야기하여 다음 발표자를 지목한다.

⑤ 오늘 수행한 활동에 대한 소감을 나누고 다음 시간의 주제를 소개하며 마무리한다.

<나를 소개합니다>

본인의 사진을
붙여주세요.

제 이름은 _____ 이고, 제 이름의 뜻은 _____ 입니다.

나의 나이는 ____ 살이고, ____ 띠입니다.

현재 거주하는 곳은 _____ 입니다.

나의 가족은 ____ 명이고, _____ 와 함께 살고 있습니다.

나의 고향은 _____ 이고, 젊었을 때 나의 직업은 _____ 입니다.

내가 좋아하는 것(사람, 색깔, 음식, 취미 등)은 _____ 입니다.

〈나를 소개합니다〉 활동지

활동 난이도

낮음	높음
• 글을 읽거나 쓰지 못하면 활동지 작성을 도와준다. • 손 떨림이 있거나 활동지 작성이 어려우면 답변 쓰는 과정을 생략할 수도 있다고 안내한다.	• 발표가 끝난 후 서로의 이름을 외우고 번갈아가며 서로 이름 말하기를 한다. • 명패 꾸미기, 리듬에 맞춰 이름 이야기하기, 별칭 지어주기 등의 추가 활동을 진행한다.

치료사 역할

① 대상자의 활동 정도에 따라 난이도가 알맞은 활동지를 제공한다.

② 대상자가 활동지 작성을 자신 없어 하거나 어려워하면 구체적인 질문을 해주어 대답하게 한다.

주의 사항

① 반드시 정답을 말해야 하는 무거운 분위기가 아니라 따뜻하고 친근한 분위기를 조성한다.

② 대상자가 자신감이 없거나 이야기하기 어려워하면 순서를 뒤쪽으로 정하고 다른 사람을 참고하여 발표하게 한다.

2회기 내가 좋아하는 계절(소요 시간: 60분)

활동 목적
지남력을 회복하고 현실을 인식하며 자아감을 형성한다.

기대 효과
나를 기준으로 시간적, 공간적, 인적 연관성에 따라 탐색 작업을 하여 지난날을 회상하고 나를 인식한다. 이야기 나누는 시간을 통해 타인과 관계를 맺는다.

준비물
화이트보드, 보드 마커, 활동지, 연필

활동 내용
① 사계절의 변화를 볼 수 있는 영상 또는 사진을 함께 감상한다.
② 활동지를 나누고 활동지를 작성한다.
③ 작성이 끝나면 활동지를 보고 발표한다.
④ 발표를 듣고 자신이 느끼는 계절과는 어떻게 다른지, 같은 점은 무엇인지에 관해 이야기를 나눈다.
⑤ 활동을 정리하며 오늘 수행한 활동에 대한 소감을 나누고 다음 시간의 주제를 소개하며 마무리한다.

<내가 좋아하는 계절>

1. 각 계절을 떠올릴 때의 생각이나 느낌, 또는 생각나는 놀이, 음식, 날씨 등을 자유롭게 작성해주세요.

봄	여름	가을	겨울

2. 내가 가장 좋아하는 계절을 고르고, 그 계절에 있었던 즐거웠던 기억에 대해 간단하게 작성해주세요.

- 좋아하는 계절:
- 그 계절에 있었던 추억:

〈내가 좋아하는 계절〉 활동지

활동 난이도

낮음	높음
• 활동지 작성을 어려워하면 현재의 계절과 관련된 일들을 작성하게 한다. • 활동지 작성을 어려워하면 답변을 쓰는 과정을 생략할 수도 있음을 안내하고 돕는다.	• 계절과 어울리는 꽃, 음악, 음식 등에 관해 대화한다. • 본인이 좋아하는 계절에 어울리는 옷차림과 자주 입는 옷에 관해 이야기한다.

치료사 역할

① 진행 방법을 모두가 이해할 수 있도록 자세히 설명한다.

② 환자들이 질문을 이해하고 적절한 답변을 쓰고 있는지 확인한다.

③ 한 사람이 너무 오래 말하지 못하게 하고, 이야기하지 못하는 사람이 없도록 한다.

주의 사항

① 슬프거나 아쉬웠던 기억보다는 긍정적인 경험을 회상하게 유도한다.

② 말하는 속도가 느린 경우 기다리며 속도를 맞춘다.

TIP 활동을 마무리하는 단계에는 각자의 회상을 정리하며 현재 생활과 대비하고, 추억에 빠지지 않고 현실로 돌아오도록 한다.

3회기 같은 순서로 나열된 도형 찾기(소요 시간: 60분)

활동 목적

주의집중력을 훈련한다.

기대 효과

훈련을 통해 주의집중력을 향상한다.

준비물

화이트보드, 보드 마커, 활동지, 연필

활동 내용

① 음악을 들으며 눈을 감고 명상한다.

② 활동지를 나누고 작성한다.

③ 작성이 끝나면 답안지를 보고 정답을 확인한다.

④ 활동을 정리하며 오늘 수행한 활동에 대한 소감을 나누고 다음 시간의 주제를 소개

\<같은 도형 찾기\>

보기와 같은 순서로 놓인 모양을 모두 찾
아 동그라미 하세요.

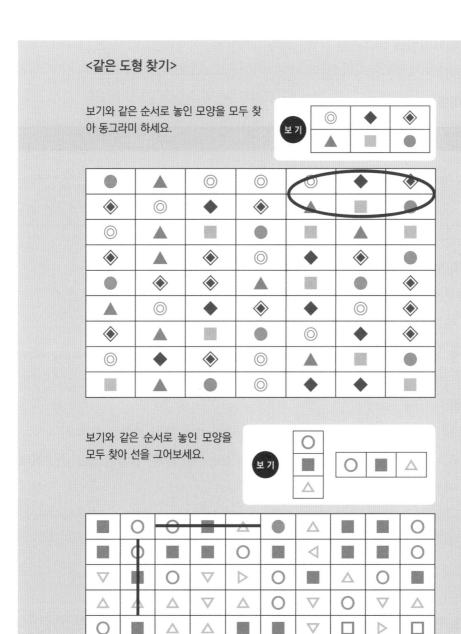

보기와 같은 순서로 놓인 모양을
모두 찾아 선을 그어보세요.

하며 마무리한다.

활동 난이도

낮음	높음
• 글을 읽거나 쓰지 못하는 경우 글자보다는 간단한 문양이나 그림을 활용한다.	• 복잡한 문양을 제시하여 찾게 할 수 있다. 집중도가 좋은 편이면 더 긴 보기를 제시하거나 글자 등을 찾는 활동으로 대체할 수도 있다.

치료사 역할

① 틀린 부분보다 맞힌 부분에 집중하여 칭찬한다.

② 틀린 부분은 스스로 다시 해결하게 한다.

③ 문제를 이해하기 어려워하면 언어적 도움을 준다.

주의 사항

① 집중하는 시간이 지나치게 길어지지 않게 도중에 짧은 휴식 시간을 갖는다.

② 고정된 자세로 무리하지 않도록 자세를 바로잡아주고 발판, 팔걸이 등을 제공하여 바른 자세를 유지하게 한다.

4회기 색깔 읽기(소요 시간: 60분)

활동 목적

주의집중력을 훈련한다.

기대 효과

훈련을 통해 주의집중력을 향상한다.

준비물

화이트보드, 보드 마커, 활동지, 연필

활동 내용

① 음악을 들으며 눈을 감고 명상을 한다.

② 활동지를 나누고, 치료사와 함께 천천히 색깔의 진짜 이름을 읽는다.

③ 그룹 치료원이 모두 함께 색깔 읽기를 한다.

④ 혼자 차례대로 색깔 읽기를 한다.

⑤ 활동을 정리하며 소감을 나누고 다음 시간의 주제를 소개하며 마무리한다.

활동 난이도

낮음	높음
• 여러 번 반복하여 이야기하게 하고, 어려워 하면 색깔을 3가지 정도로 단순화하거나 색깔과 연관되지 않은 단어들을 사용한다.	• 색깔의 수를 늘리거나 배경색이 아닌 글자색만 읽도록 하여 난이도를 높일 수 있다.

치료사 역할

① 틀린 부분보다 맞힌 부분에 집중하여 칭찬한다.

② 틀린 부분은 스스로 다시 해결하게 한다.

③ 문제를 이해하기 어려워하면 언어적 도움을 준다.

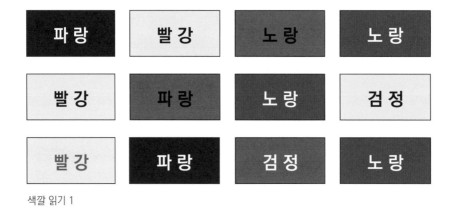

색깔 읽기 1

노 랑 검 정 빨 강 검 정

빨 강 노 랑 파 랑 파 랑

초 록 검 정 분 홍 빨 강

노 랑 파 랑 초 록 분 홍

색깔 읽기 2

주의 사항

① 집중하는 시간이 지나치게 길어지지 않게 도중에 짧은 휴식 시간을 갖는다.

② 고정된 자세로 무리하지 않도록 자세를 바로잡아주고 발판, 팔걸이 등을 제공하여 바른 자세를 유지하게 한다.

TIP 노안이나 백내장, 색약, 색맹 등 대상자의 건강 상태와 이상 유무를 고려하여 프로그램을 구성해야 한다.

5회기 겹쳐진 그림 찾기(소요 시간: 60분)

활동 목적
지각력을 훈련한다.

기대 효과
훈련을 통해 지각력을 향상한다.

준비물
화이트보드, 보드 마커, 활동지, 연필, 색연필

활동 내용
① 치료사는 겹쳐지지 않은 그림을 제시하고, 그림과 관련된 경험을 이야기하게 한다.

② 활동지를 나누고, 작성한다.

③ 어떤 그림이 겹쳐 있는지 함께 이야기한다.

④ 치료사가 이야기한 그림을 색연필로 색칠한다.

⑤ 활동을 정리하며 함께 소감을 나누고 다음 시간의 주제를 소개하며 마무리한다.

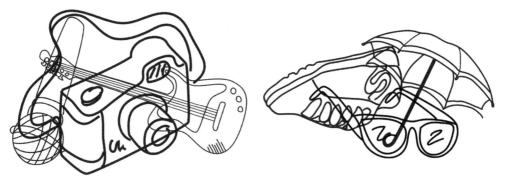

겹쳐진 그림

활동 난이도

낮음	높음
• 색칠을 어려워하면 빗금으로 처리하거나 색칠하지 않고 윤곽선을 따라 선을 그어보게 한다.	• 3가지 물건이 겹쳐진 그림에서 5~6개가 겹쳐진 그림까지 난이도를 높일 수 있다.

치료사 역할

① 색연필 등 도구를 제공하고 사용법을 교육한다.

② 문제를 이해하기 어려워하면 언어적 도움을 준다.

주의 사항

① 집중하는 시간이 지나치게 길어지지 않게 도중에 짧은 휴식 시간을 갖는다.

② 고정된 자세로 무리하지 않도록 자세를 바로잡아주고 발판, 팔걸이 등을 제공하여 바른 자세를 유지하게 한다.

6회기 똑같이 나누기(소요 시간: 60분)

활동 목적

지각력을 훈련한다.

기대 효과

훈련을 통해 지각력을 향상한다.

준비물

화이트보드, 보드 마커, 활동지, 연필, 색실, 가위

활동 내용

① 치료사는 흰 종이에 선만 그려진 활동지를 제공하고, 가늠하여 반으로 나누어 표시
   하게 한다.

② 격자무늬 위에 ①과 같은 길이의 선이 그려진 종이를 제공하고 정확하게 반으로 나
   누도록 한다.

③ ①과 ②의 활동지를 같이 두고 반으로 나눈 기점을 비교한다.

④ ①의 활동지와 색실, 가위를 준비한다.

⑤ ①의 활동지의 선에 색실을 올려 선과 같은 길이로 자르고 실을 반으로 접어 한 번
   더 자른 후 활동지에 가늠하여 표시한 지점과의 길이를 비교한다.

⑥ 활동을 정리하며 소감을 나누고 다음 시간의 주제를 소개하며 마무리한다.

굵은 선분을 정확히 두 개로 나누어보세요.

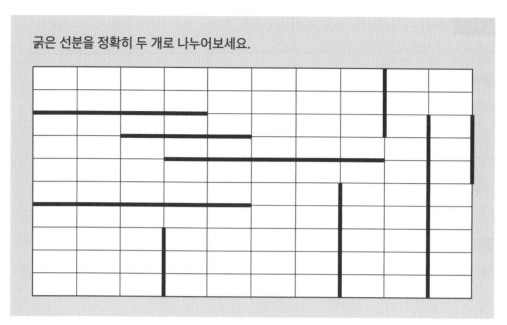

선 나누기 1

각각의 짧은 선은 긴 선을 몇 등분한 것일까요?

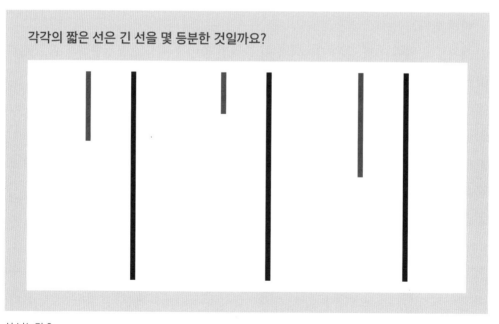

선 나누기 2

164

활동 난이도

낮음	높음
• 분할을 어려워하면 모눈종이 패턴 위에 선이나 도형을 그려 분할하게 한다.	• 다각형이나 입체 도형 등 다양한 형태를 나누게 한다.

치료사 역할

① 가위, 실 등의 도구를 제공하고 사용법을 교육한다.

② 가위 사용을 어려워하면 치료사가 보조하여 사용하게 한다.

주의 사항

① 집중하는 시간이 지나치게 길어지지 않게 도중에 짧은 휴식 시간을 갖는다.

② 고정된 자세로 무리하지 않도록 자세를 바로잡아주고 발판, 팔걸이 등을 제공하여 바른 자세를 유지하게 한다.

③ 실을 사용하기 어려워하면 리본 끈이나 종이 띠로 대체하여 사용한다.

7회기 이야기 회상(소요 시간: 60분) - 정월대보름

활동 목적

기억력을 훈련한다.

기대 효과

인지훈련을 통해 기억력을 향상하고, 과거의 기억을 회상함으로써 뇌를 자극한다. 참여자들끼리 이야기를 나누며 긍정적 상호작용을 촉진하고 사회성을 높인다.

준비물

화이트보드, 보드 마커, 활동지, 연필, 색연필

활동 내용

① 정월대보름과 관련된 사진 또는 영상을 함께 감상한다.

② 활동지를 제공하고, 정월대보름에 관한 경험이나 즐거웠던 기억을 그림이나 글로 자유롭게 표현하게 한다.

③ 활동지를 모두 작성하면 한 사람씩 돌아가며 즐거웠던 정월대보름의 기억에 관해 발표한다.

④ 발표를 경청해서 듣고, 자신의 경험과 비교하여 생각이나 느낀 점을 자유롭게 이야기한다.

⑤ 활동을 정리하며 소감을 나누고 다음 시간의 주제를 소개하며 마무리한다.

활동 난이도

낮음	높음
• 구체적으로 질문하고 간단히 답하게 한다.	• 질문 없이 자유롭게 경험에 대해 이야기하게 한다.

치료사 역할

① 한 사람이 너무 오래 이야기하지 않도록 하고, 이야기에 참여하지 못하는 사람이 없게 한다.

② 추억 회상이 어려운 참여자에게는 질문을 하여 기억을 떠올리게 한다.

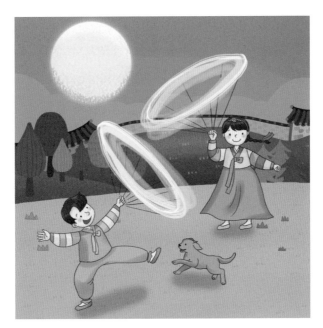

쥐불놀이

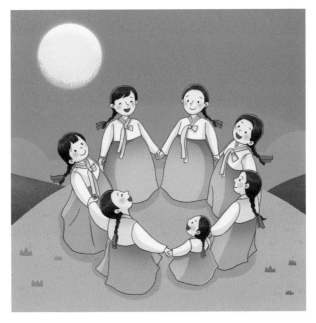

강강술래

주의 사항

① 이야기를 나눌 때 충분한 시간을 들이며, 이야기를 반복하더라도 집중하여 들어준다.

② 슬프거나 아쉬웠던 기억보다는 긍정적인 경험을 회상할 수 있게 유도한다.

8회기 기억하여 그림 그리기(소요 시간: 60분)

활동 목적

기억력을 훈련한다.

기대 효과

인지훈련을 통해 기억력을 향상하고, 과거의 기억을 회상함으로써 뇌를 자극한다. 참여자들끼리 이야기를 나누며 긍정적인 상호작용을 촉진하고 사회성을 높인다.

준비물

화이트보드, 보드 마커, 활동지, 연필

활동 내용

① 치료사는 비정형적인 도형이 그려진 활동지를 제공하고, 2분간 도형을 보고 기억하게 한다.

② 난센스 퀴즈, 숫자 100에서 반복하여 7 빼기, 단어 거꾸로 말하기 등 주의를 환기할 수 있는 활동을 한다.(약 5분간 진행)

③ 빈 종이를 나누어주고 ①에서 기억한 도형을 다시 그리게 한다.

④ ③과 ①의 도형을 비교하여 확인한다.

⑤ 활동을 정리하며 소감을 나누고 다음 시간의 주제를 소개하며 마무리한다.

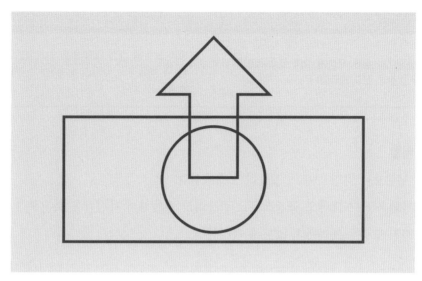

도형 기억하기

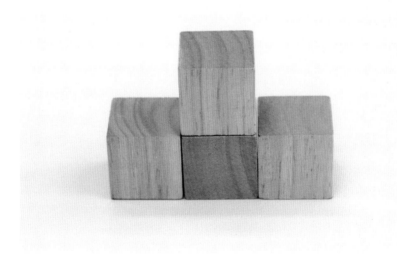

입체 블록

활동 난이도

낮음	높음
• 손 떨림이나 장애 때문에 그림 그리기가 어려우면 손을 잡고 도와준다.	• 여러 도형을 겹친 그림 또는 입체적인 그림 등 더 복잡하고 다양한 도형으로 난이도를 조절할 수 있다.

치료사 역할

① 틀린 부분보다 맞힌 부분에 집중하여 칭찬한다.

② 참여자의 작은 시도에도 긍정적으로 반응하고 칭찬하며 자신감을 북돋운다.

③ 참여자가 도중에 포기하지 않도록 격려한다.

주의 사항

① 집중하는 시간이 지나치게 길어지지 않게 도중에 짧은 휴식 시간을 갖는다.

② 고정된 자세로 무리하지 않도록 자세를 바로잡아주고 발판, 팔걸이 등을 제공하여 바른 자세를 유지하게 한다.

9회기 분류의 공통점(소요 시간: 60분)

활동 목적

개념을 형성하고 추리력을 훈련한다.

기대 효과

인지훈련을 통해 개념을 형성하고 추리력을 향상한다.

준비물

화이트보드, 보드 마커, 활동지, 연필

활동 내용

① 치료사는 활동지를 제공한 후 작성하게 한다.

② 활동지 작성이 끝나면 물건을 분류한 기준에 대해 발표한다.

③ 다른 참여자와 비교하여 다른 기준으로 분류하였다면 차이점에 관해 이야기한다.

④ 활동을 정리하며 소감을 나누고 다음 시간의 주제를 소개하며 마무리한다.

활동 난이도

낮음	높음
• 분류의 기준을 제시하고 기준에 맞춰 나누게 한다.	• 분류의 기준을 이야기하고 그 기준에 해당하는 다른 단어를 추가로 찾아 적게 한다.

아래의 단어 12개를 3묶음으로 분류해봅시다.

샴푸	침대	냄비
주전자	비누	옷
수건	프라이팬	서랍장
화장품	국자	칫솔

1. 첫 번째 묶음:

2. 두 번째 묶음:

3. 세 번째 묶음:

분류하기 1

다음 그림들 중에서 공통적인 것들을 2개씩 묶어보세요. 왜 그런지 이유도 써보세요.

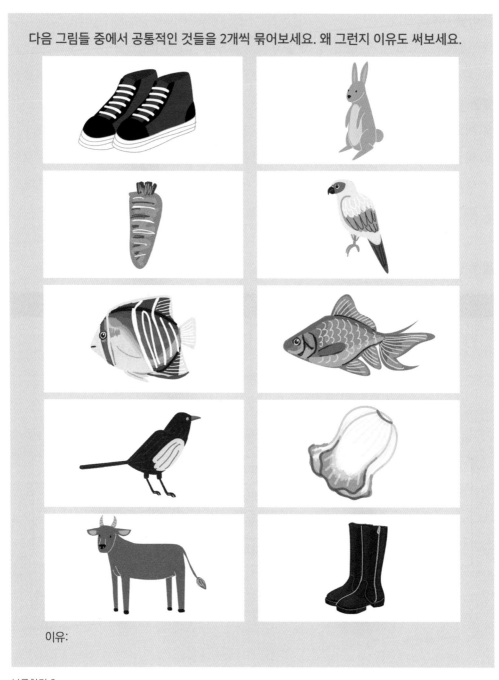

이유:

분류하기 2

치료사 역할

① 틀린 부분보다 맞힌 부분에 집중하여 칭찬한다.

② 참여자의 작은 시도에도 긍정적으로 반응하고 칭찬하며 자신감을 북돋운다.

③ 참여자가 도중에 포기하지 않도록 격려한다.

주의 사항

① 집중하는 시간이 지나치게 길어지지 않게 도중에 짧은 휴식 시간을 갖는다.

② 고정된 자세로 무리하지 않도록 자세를 바로잡아주고 발판, 팔걸이 등을 제공하여 바른 자세를 유지하게 한다.

10회기 장면 배열하기(소요 시간: 60분)

활동 목적

개념을 형성하고 추리력을 훈련한다.

기대 효과

인지훈련을 통해 개념을 형성하고 추리력을 향상한다.

준비물

화이트보드, 보드 마커, 활동지, 연필

활동 내용

① 치료사는 장면 카드를 나눠주고 시간 순서에 따라 배열하게 한다.

② 배열이 끝나면 장면 카드를 한 장씩 보며 어떤 장면인지 유추하고 이야기를 나눈다.

③ ②에서 유추한 내용을 토대로 장면 카드를 재배열한다.

④ 배열한 장면 카드를 보며 시간의 순서에 따라 어떤 장면인지 이야기로 만들어 발표한다.

⑤ 활동을 정리하며 소감을 나누고 다음 시간의 주제를 소개하며 마무리한다.

활동 난이도

낮음	높음
• 장면 카드의 그림을 단순화하거나 카드의 수를 적게 조정하여 배열한다.	• 6장 이상의 장면 카드를 제공하고 상상하여 이야기를 만든다. • 장면 카드의 순서를 무작위로 배열하고 이야기를 만든다.

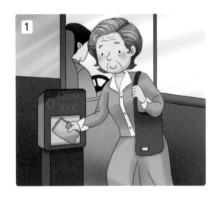 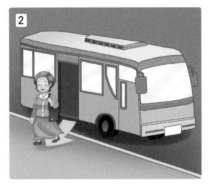

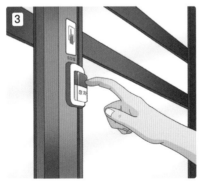 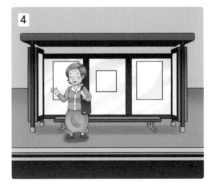

장면 배열하기 1

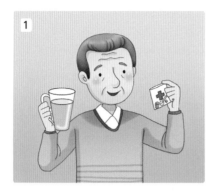

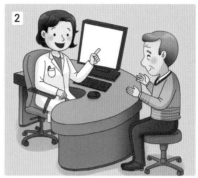

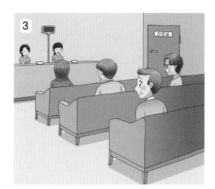

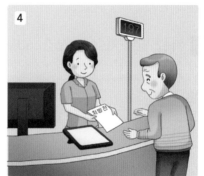

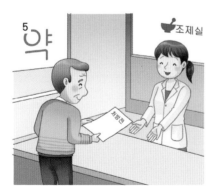

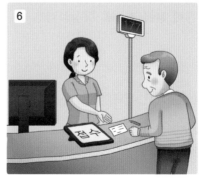

장면 배열하기 2

치료사 역할

① 참여자의 작은 시도에도 긍정적으로 반응하고 칭찬하며 자신감을 북돋운다.

② 참여자가 도중에 포기하지 않도록 격려한다.

주의 사항

① 집중하는 시간이 지나치게 길어지지 않게 도중에 짧은 휴식 시간을 갖는다.

② 고정된 자세로 무리하지 않도록 자세를 바로잡아주고 발판, 팔걸이 등을 제공하여 바른 자세를 유지하게 한다.

11회기 퍼즐 맞추기(소요 시간: 60분) - 칠교놀이

활동 목적

관리 기능을 훈련한다.

기대 효과

훈련을 통해 관리 기능을 향상한다.

준비물

화이트보드, 보드 마커, 활동지, 연필, 칠교 세트

활동 내용

① 치료사는 칠교 세트를 활용하는 방법을 알리고, 이 세트로 만들 수 있는 다양한 모양을 소개한다.

② 참여자와 만들고 싶은 모양을 선택한다.

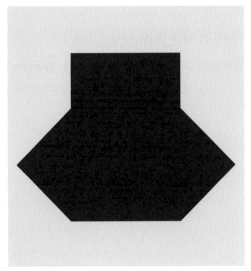

칠교놀이 1

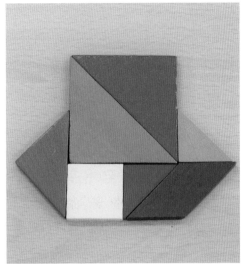

칠교놀이 2

③ 칠교 세트로 원하는 모양들을 만든다.

④ 활동을 정리하며 느낀 점을 이야기하고 다음 시간의 주제를 소개하며 마무리한다.

활동 난이도

낮음	높음
• 실물 조각과 크기와 색이 같은 퍼즐 모형을 제공하고, 관찰하며 똑같이 만들게 한다.	• 수행 정도가 높은 경우 선택한 모양의 형태 (그림자)만 보이는 그림을 제공하고 퍼즐 조각을 조합하여 맞추게 한다.

치료사 역할

① 참여자의 작은 시도에도 긍정적으로 반응하고 칭찬하며 자신감을 북돋운다.

② 참여자가 도중에 포기하지 않도록 격려한다.

주의 사항

① 집중하는 시간이 지나치게 길어지지 않게 도중에 짧은 휴식 시간을 갖는다.

② 고정된 자세로 무리하지 않도록 자세를 바로잡아주고 발판, 팔걸이 등을 제공하여 바른 자세를 유지하게 한다.

12회기 그림 속 속담 유추하기(소요 시간: 60분)

활동 목적

관리 기능을 훈련한다.

기대 효과

훈련을 통해 관리 기능을 향상한다.

준비물

화이트보드, 보드 마커, 활동지, 연필

활동 내용

① 치료사는 활동지를 제공하고, 참여자는 활동지를 작성한다.

② 활동지 작성을 마친 후 속담 그림을 보면서 어떤 상황을 그린 것인지 떠오른 생각이나 느낌을 이야기한다.

③ 그림이 의미하는 속담들을 이야기한다.

④ 다른 참여자와 다른 속담을 생각했다면, 그렇게 생각한 이유에 관해 의견을 나눈다.

⑤ 활동을 정리하며 소감을 나누고 다음 시간의 주제를 소개하며 마무리한다.

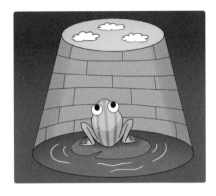
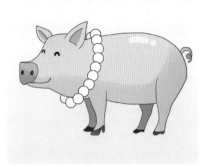
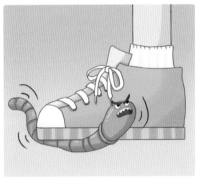
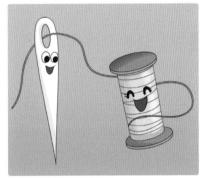

속담 유추하기

활동 난이도

낮음	높음
• 속담의 자음을 힌트로 제공하여 유추하도록 한다.	• 속담 그림 스피드 퀴즈, 속담 그림과 관련된 사자성어 맞추기 등으로 응용하여 프로그램을 진행한다.

치료사 역할

① 틀린 부분보다 맞힌 부분에 집중하여 칭찬한다.

② 참여자의 작은 시도에도 긍정적으로 반응하고 칭찬하며 자신감을 북돋운다.

③ 참여자가 도중에 포기하지 않도록 격려한다.

주의 사항

① 집중하는 시간이 지나치게 길어지지 않게 도중에 짧은 휴식 시간을 갖는다.

② 고정된 자세로 무리하지 않도록 자세를 바로잡아주고 발판, 팔걸이 등을 제공하여 바른 자세를 유지하게 한다.

13회기 대칭 그림 그리기(소요 시간: 60분)

활동 목적

구성 능력을 훈련한다.

기대 효과

다양한 감각을 자극하여 구성 능력과 인지기능을 향상한다.

준비물

화이트보드, 보드 마커, 활동지, 연필

활동 내용

① 치료사는 활동지를 제공하고, 참여자는 활동지의 그림을 보고 완성된 그림이 무엇을 그린 것인지 유추한다.

② 참여자는 활동지에 중심축을 따라 대칭으로 그림을 그려 완성한다.

③ 완성한 대칭 그림을 보며 어떤 그림인지, 그리며 어떤 생각이나 느낌이 들었는지 이야기를 나눈다.

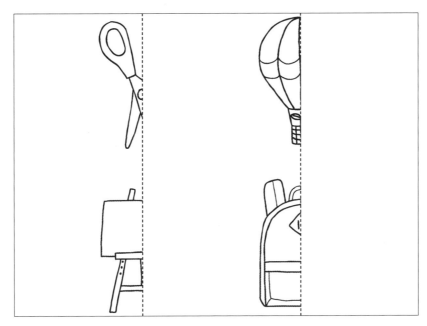

대칭 그림 1

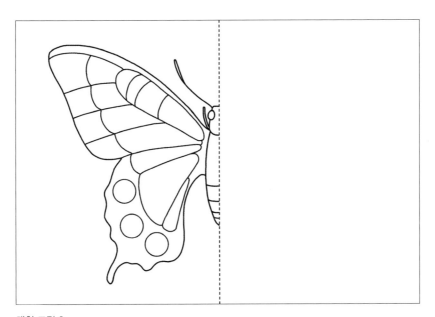

대칭 그림 2

④ 대칭 그림 완성본을 제공하고 본인의 그림과 비교한다.

⑤ 활동을 정리하며 소감을 나누고 다음 시간의 주제를 소개하며 마무리한다.

활동 난이도

낮음	높음
• 손 떨림, 장애 등으로 그림 그리기가 어려우면 손을 잡고 도와준다.	• 데칼코마니 기법을 이용하여 도화지에 물감으로 원하는 그림을 그리고 반으로 접어 그림이 대칭을 이루는 것을 확인하고 그림을 완성한다.

치료사 역할

① 참여자의 작은 시도에도 긍정적으로 반응하고 칭찬하며 자신감을 북돋운다.

② 참여자가 도중에 포기하지 않도록 격려한다.

주의 사항

① 집중하는 시간이 지나치게 길어지지 않게 도중에 짧은 휴식 시간을 갖는다.

② 고정된 자세로 무리하지 않도록 자세를 바로잡아주고 발판, 팔걸이 등을 제공하여 바른 자세를 유지하게 한다.

14회기 입체 도형 유추하기(소요 시간: 60분)

활동 목적

구성 능력을 훈련한다.

기대 효과

다양한 감각을 자극하여 구성 능력과 인지기능을 향상한다.

준비물

화이트보드, 보드 마커, 활동지, 연필, 정사각형 블록

활동 내용

① 치료사는 활동지를 제공하고, 참여자는 활동지를 작성한다.

② 활동지 작성이 끝나면 블록을 만드는 데 쓰인 블록의 개수를 확인한다.

③ 활동 상태에 따라 난이도가 높거나 낮은 활동을 수행한다.

④ 활동을 정리하며 소감을 나누고 다음 시간의 주제를 소개하며 마무리한다.

활동 난이도

낮음	높음
• 그림과 같은 실물을 제공하고, 직접 개수를 세게 한다.	• 정사각형의 실물 입체 도형을 제공하고, 그림과 같은 모습이 되도록 만들게 한다.

치료사 역할

① 틀린 부분보다 맞힌 부분에 집중하여 칭찬한다.

② 참여자의 작은 시도에도 긍정적으로 반응하고 칭찬하여 자신감을 북돋운다.

③ 참여자가 도중에 포기하지 않도록 격려한다.

주의 사항

① 집중하는 시간이 지나치게 길어지지 않게 도중에 짧은 휴식 시간을 갖는다.

아래에서 각각 몇 개의 블록이 쌓여 있는지 세어 빈 칸에 수를 써보세요.
그리고 보기의 블록 개수와 같은 것을 골라 O표 하세요.

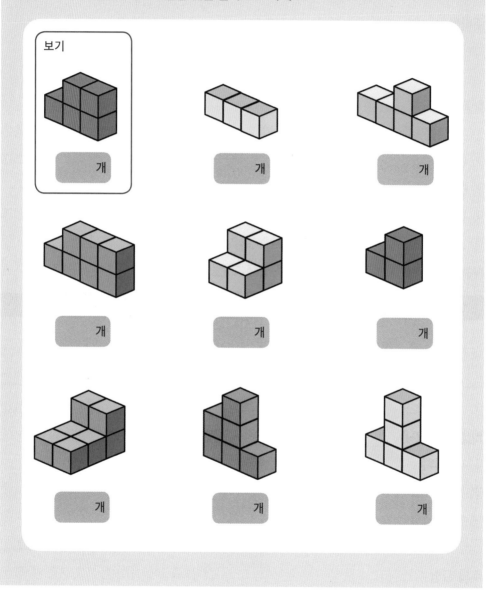

입체 블록의 개수를 세어 빈 칸에 수를 써보세요.

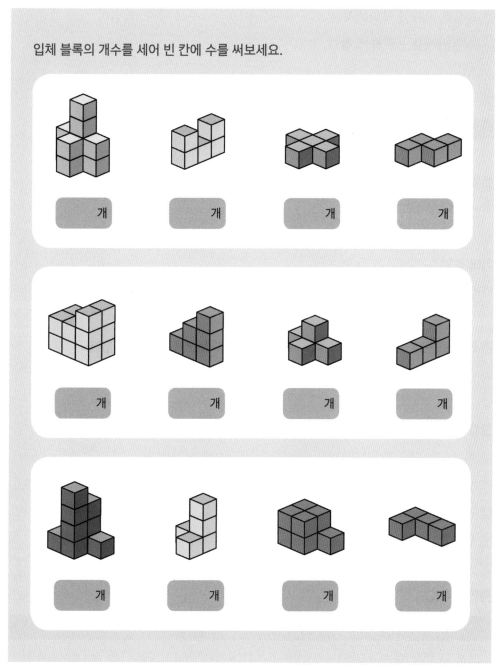

개 개 개 개

개 개 개 개

개 개 개 개

입체 블록 세기 2

② 고정된 자세로 무리하지 않도록 자세를 바로잡아주고 발판, 팔걸이 등을 제공하여 바른 자세를 유지하게 한다.

15회기 공통으로 들어갈 단어 찾기(소요 시간: 60분)

활동 목적
언어와 언어 연관 기능을 훈련한다.

기대 효과
다양한 언어적 자극으로 인지기능과 언어 기능을 향상한다.

준비물
화이트보드, 보드 마커, 활동지, 연필

활동 내용
① 치료사는 활동지를 제공하고, 참여자는 활동지를 작성한다.
② 활동지 작성이 끝나면 공통적으로 들어가는 낱말을 넣어 한 문장씩 돌아가며 읽는다.
③ 공통으로 들어가는 낱말을 사용하여 새로운 문장을 만들고 발표한다.
④ 활동을 정리하며 소감을 나누고 다음 시간의 주제를 소개하며 마무리한다.

활동 난이도

낮음	높음
• 보기 단어를 제공하고 그중에서 선택하여 문장을 완성하게 한다.	• 신문기사나 사설 등의 글을 활용하여 주제가 다양한 문장과 단어들을 접한다.

빈 칸에 공통적으로 들어갈 말은 무엇일까요?

- 바늘 (　　　)이 소 (　　　) 된다.
- (　　　)이 제 발 저린다.
- 늦게 배운 (　　　)이 날 새는 줄 모른다.
- (　　　)질을 해도 손발이 맞아야 한다.

공통 단어 찾기 1

괄호 안에 같은 낱말이 들어갑니다. 적당한 단어를 넣어보세요.

- (　　　)도 제 말하면 온다.
- 사람은 죽으면 이름을 남기고, (　　　)는 죽으면 가죽을 남긴다.
- (　　　)에게 물려가도 정신만 차리면 산다.

공통 단어 찾기 2

치료사 역할

① 참여자의 작은 시도에도 긍정적으로 반응하고 칭찬하여 자신감을 북돋운다.

② 참여자가 도중에 포기하지 않도록 격려한다.

주의 사항

① 집중하는 시간이 지나치게 길어지지 않게 도중에 짧은 휴식 시간을 갖는다.

② 고정된 자세로 무리하지 않도록 자세를 바로잡아주고 발판, 팔걸이 등을 제공하여 바른 자세를 유지하게 한다.

16회기 단어 퀴즈(소요 시간: 60분)

활동 목적

언어와 언어 연관 기능을 훈련한다.

기대 효과

다양한 언어적 자극으로 인지기능과 언어 기능을 향상한다.

준비물

화이트보드, 보드 마커, 활동지, 연필

활동 내용

① 단어 퀴즈의 주제에 관해 자유롭게 이야기를 나눈다. 주제가 과일이라면 본인이 좋아하는 과일은 무엇인지, 지금 제철인 과일은 무엇인지, 최근에 먹은 과일은 무엇인지 등을 이야기한다.

② 치료사는 활동지를 제공하고 작성 방법을 안내하여 참여자들이 수행하게 한다.

③ 활동지 작성이 끝나면 완성된 낱말을 넣어 한 단어씩 돌아가며 발표한다.

④ 활동을 정리하며 소감을 나누고 다음 시간의 주제를 소개하며 마무리한다.

과일 이름 맞히기

ㅊ외		ㅂㅅㅇ		ㅌㅁㅌ		ㄱ	
ㅂㄴㄴ		체ㄹ		ㅋㅋㄴ		ㅂ	
ㅅㄱ		ㅍㄷ		파ㅇㅇㅍ		오ㄹㅈ	
ㅈㄷ		ㅋㅇ		ㄱ		한ㄹㅂ	

단어 퀴즈 1

동물 이름 맞히기

ㅌㄲ		ㅁ		ㅇ소		앵ㅁㅅ	
ㄱㅇㅈ		ㅎ랑ㅇ		ㅋㄲㄹ		ㅋㅃㅅ	
ㄱㅇ이		사ㅈ		기ㄹ		ㅍㅂ	
ㄷ		하ㅁ		ㅇㅅㅇ		하ㅇㅇㄴ	
ㅅ		ㅇㄹㅁ		ㅋㅇㄹ		사ㅅ	
ㅇㄹ		타ㅈ		ㄱ작ㅅ		ㄴㄹ	

단어 퀴즈 2

활동 난이도

낮음	높음
• 자음과 모음 힌트를 모두 제공하고 자음과 모음을 조합하여 단어를 완성하도록 한다.	• 첫 초성 자음만 제공하고 동물, 채소, 과일 등의 주제에 맞는 단어를 연상하여 모두 작성하도록 한다.

치료사 역할

① 진행 방법을 모두가 이해할 수 있게 상세히 설명한다.

② 참여자들이 질문을 이해하고 적절한 답변을 쓰고 있는지 확인한다.

③ 틀린 부분보다 맞힌 부분에 집중하여 칭찬한다.

주의 사항

① 집중하는 시간이 지나치게 길어지지 않게 도중에 짧은 휴식 시간을 갖는다.

② 고정된 자세로 무리하지 않도록 자세를 바로잡아주고 발판, 팔걸이 등을 제공하여
바른 자세를 유지하게 한다.

 반복해서 문제를 틀리거나 실수하면 언어적으로 조금씩 도와주며 정답을 유추하게 한다.

치매 예방 운동

한국은 지난 2000년에 고령화사회로 진입한 후 2017년 기준으로 65세 이상 고령 인구가 14%가 넘어 고령사회로 진입했다. 더 나아가 인구학자들은 2026년에 우리나라가 초고령화사회에 들어설 것으로 예상하고 있다. 고령 인구가 급속히 증가하여 노인성 치매 환자의 수도 날로 증가하고 있으며, 이로 인해 심리적·경제적 부담을 지고 살아가는 가족들의 현실이 심각한 사회 문제로 떠오르고 있다.

그럼에도 불구하고 치매에 걸린 노인을 전문적으로 치료하고 보호할 수 있는 의료 시설 및 요양시설이 부족하고, 한국 상황에 맞는 적절한 치료 관리 체계가 만들어지지 못하는 실정이다. 또한 환자를 간호하고 보호하는 가족 및 관련 종사자들이 환자를 잘 돌보는 데 필요한 지식과 적절한 기술 및 관련 정보를 얻지 못하고, 체계적이고 실제적인 도움도 받지 못하고 있다.

치매 환자에 대한 치료는 크게 약물 치료와 비약물 치료로 나뉘며, 치매 예방 운동은 비약물 치료에 해당한다. 치매 예방 운동은 치매 자체에 대해 효과가 있을 뿐만 아니라 치매 환자와 가족의 정신적·금전적 부담을 줄일 수 있고 쉽게 따라 할 수 있으므로 매우 효율적이다.

효과

치매 예방 운동의 효과는 다음과 같다.

첫째, 혈압, 콜레스테롤, 혈당치 등을 정상 수치로 유지해준다.

둘째, 몸에 좋은 HDL-콜레스테롤 수치를 높이고, 몸에 좋지 않은 LDL-콜레스테롤 수치를 낮추어 혈당을 조절한다.

셋째, 뇌의 전반적인 기능과 작업 기억(working memory) 기능을 향상시켜 뇌 기능의 퇴화를 막는다.

넷째, 치매와 관련 있는 인지기능과 기억력 향상에 효과적이다.

다섯째, 치매로 인한 활동력 감소에 따라 근력이 약화하여 발생하는 골다공증, 낙상, 우울증을 예방한다.

준비운동

준비운동을 통해 상·하지의 혈액순환을 촉진하고 말초신경계를 자극하여 뇌의 혈류를 증가시킨다.

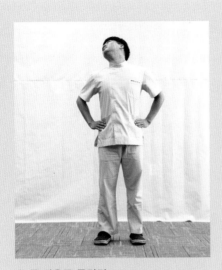

① 목 좌우로 돌리기

두 팔을 허리에 대고 선 자세에서 구령에 맞춰 목을 좌우로 천천히 돌린다.

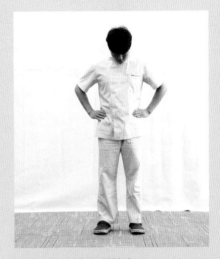

② 목 좌우 전후로 젖히기

두 팔을 허리에 대고 선 자세에서 구령에 맞춰 목을 좌우 전후로 숙인다.

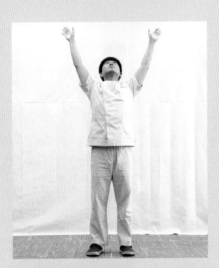

③ 어깨 양팔 위아래로 뻗기

두 팔을 앞으로 나란히 하고 위로 올렸다가 다시 아래로 나란히 내린다.

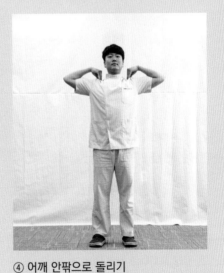

④ 어깨 안팎으로 돌리기

손을 어깨에 대고 팔꿈치를 굽힌 후 구령에 맞춰 안에서 밖으로 원을 그리며 크게 돌린다.

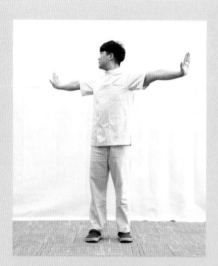

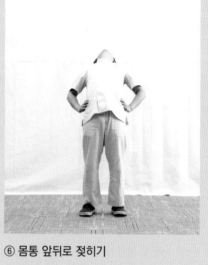

⑤ 몸통 좌우로 돌리기

다리를 벌린 채 허리를 오른쪽으로 돌리면서 두 팔도 함께 돌린다. 같은 방법으로 왼쪽으로 허리와 두 팔을 돌린다.

⑥ 몸통 앞뒤로 젖히기

두 팔을 허리에 대고 구령에 맞춰 앞으로 숙이고 다시 뒤로 젖힌다.

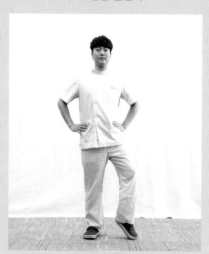

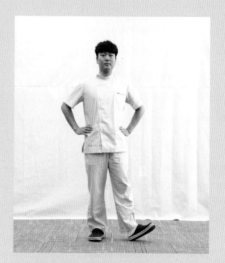

⑦ 발끝 지지하고 좌우 돌리기

편안하게 선 자세에서 한 발씩 발끝을 지지하고 구령에 맞춰 좌우로 천천히 돌린다.

⑧ 발등 굽히기, 발바닥 굽히기

선 자세에서 발꿈치를 고정한 후 발의 등쪽으로 올리고 다시 발끝을 발바닥을 향하도록 구부린다.

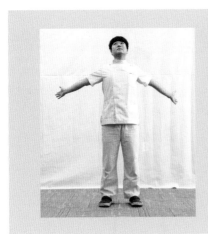

⑨ 호흡 운동

편안히 선 자세에서 숨을 크게 들이마셨다가 구령에 맞춰
천천히 내쉰다.

본운동(의자 이용)

이 운동은 하지 근력이 부족한 환자들도 의자를 이용하여 안전하게 따라 할 수 있다.

유산소 운동(의자 이용)

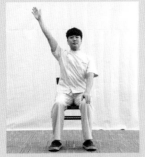

① 팔꿈치 펴고 팔로 원 그리기

팔꿈치를 펴고 머리 위로 팔을 올린 상태에서 옆으로 원을 그린다.

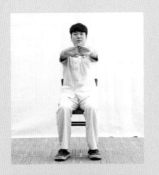

② 깍지 낀 손을 몸 안쪽으로 당겼다가 펴기

팔꿈치를 펴고 깍지 낀 상태에서 깍지 낀 손을 폈다 몸 안쪽으로 당긴다.

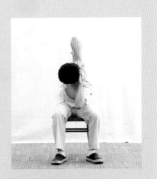

③ 몸통 돌리기

머리 뒤로 손을 깍지 끼고, 허리를 굽히며 왼쪽 팔꿈치가 오른쪽 허벅지로 가도록 몸통을 돌린다. 같은 방법으로 반대쪽으로 몸통을 돌린다.

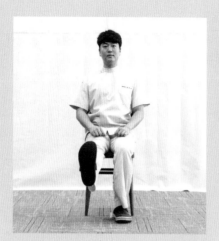

④ 앉아서 다리 들기

의자에 앉은 상태에서 양손을 무릎 위에 올리고(의자 손잡이가 있는 경우 양손으로 의자를 잡고) 바닥에서 한 발을 떼고 그 상태를 유지한다. 같은 방법으로 반대쪽 발을 들어 올린다.

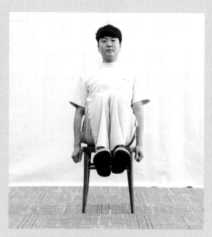

⑤ 앉아서 발로 박수 치기

의자에 앉은 상태에서 양손으로 의자를 잡고 발바닥이 서로 맞춰지게 한다.

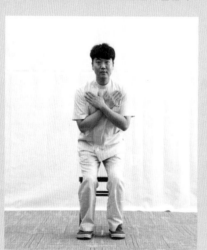

⑥ 의자에 앉았다가 일어서기

의자에 앉은 상태에서 다리를 어깨너비만큼 벌리고 팔을 가슴에 모은 상태에서 완전히 일어서고 다시 원래대로 의자에 앉는다.

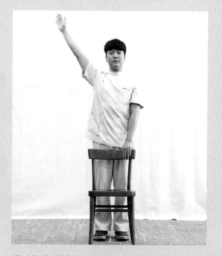

⑦ 선 자세에서 의자 잡고 팔 돌리기

선 자세에서 한 손으로 의자를 잡고 반대쪽 팔을 돌린다. 같은 방법으로 반대쪽 팔을 돌린다.

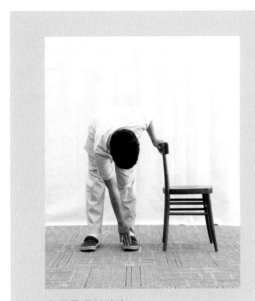

⑧ 몸통 구부리기

의자를 잡고 선 후 손이 양쪽 발목을 향하도
록 몸통을 구부린다.

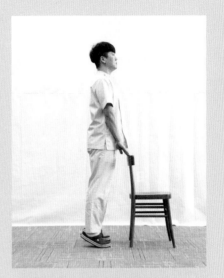

⑨ 의자 잡고 발꿈치 앞부분으로 서기

두 팔을 어깨너비만큼 벌려 의자를 잡은 상
태에서 발꿈치의 앞부분으로 선다.

본운동(탄력밴드를 이용한 저항 운동)

환자의 근력에 맞는 탄력밴드를 이용하여 근력 운동을 할 수도 있다. 탄력밴드 운동을
할 때 주의할 사항이 있다. 밴드 색깔마다 신장률이 다르므로 보통 환자들은 노란색이
나 빨간색으로 1미터 정도의 길이를 이용하는 것이 효과적이다.

근력 운동(탄력밴드 이용)

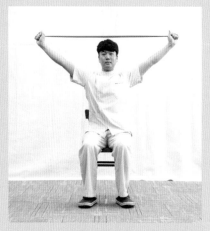

① 밴드 잡고 좌우로 넓히기

편하게 앉은 상태에서 탄력밴드를 잡고 두 손을 위로 향한다. 팔을 좌우로 넓힌다.

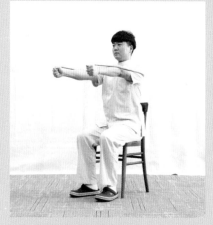

② 등에 걸고 앞으로 밀기

편하게 앉은 상태에서 상체를 반듯이 세우고 탄력밴드를 짧게 잡아 등 쪽에 걸쳐 지지시킨 후 두 팔을 앞으로 길게 내민다.

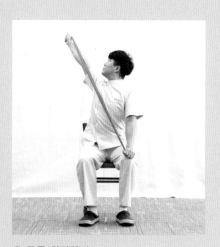

③ 몸통 회전하기

편하게 앉은 상태에서 왼손으로 밴드의 끝부분을 잡고 오른손을 대각선으로 올리면서 몸통도 같이 돌린다.

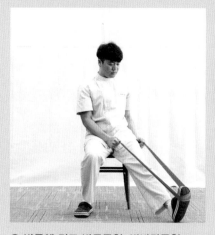

④ 발목에 걸고 발등굽힘, 발바닥굽힘

다리를 뻗고 앉는다. 한쪽 다리를 뻗고 발바닥 쪽에 탄력밴드를 고정시켜 밀었다가 다시 몸 쪽으로 당긴다.

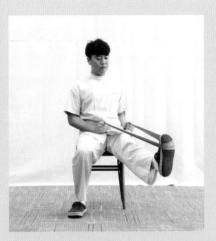

⑤ 발로 밴드 밀어내기

의자에 앉은 상태에서 한 발은 펴고 한 발은 구부린다. 구부린 다리의 발바닥으로 탄력 밴드를 고정한 후 다리를 앞쪽으로 뻗고 탄 력밴드를 잡아당긴다.

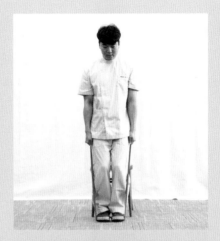

⑥ 밴드 짧게 잡고 앉았다 일어서기

두 발바닥 가운데에 탄력밴드가 놓이도록 하고 앉은 상태에서 양손으로 탄력밴드를 잡고 당기며 일어난다.

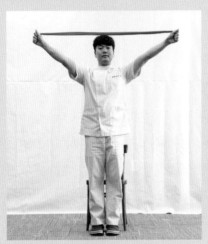

⑦ 앞으로 들어 올리기

두 발을 모으고 선다. 탄력밴드의 양끝을 잡 고 팔꿈치를 편 상태로 두 팔을 앞으로 들어 올린다.

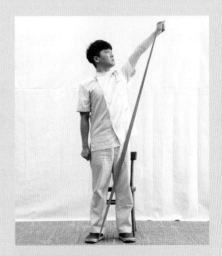

⑧ 몸통 회전하기

양발을 어깨너비로 벌리고 밴드의 끝부분을 한쪽 발로 밟고 선다. 반대쪽 손으로 밴드의 반대쪽 끝부분을 잡고 팔을 대각선으로 올 리면서 몸통도 같이 돌린다.

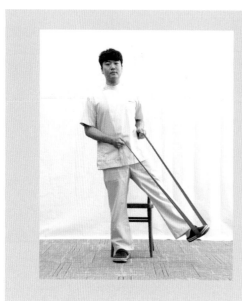

⑨ 발로 밴드 옆으로 벌리기

양발을 어깨너비로 벌리고 선다. 한쪽 발바닥에 탄력밴드를 끼운 후 발을 벌려 밴드를 늘린다.

치매 예방 운동에 대한 가이드라인

첫째, 대상자의 현재 신체적·정신적 능력에 맞는 운동을 시행해야 한다.

둘째, 치매 예방 운동을 시행하기 전에 전체 관절을 충분히 풀어준다.

셋째, 대상자가 운동하는 동안 숫자를 세거나 동작을 외워서 실시하게 하는 것이 좋다.

넷째, 치매 예방 운동은 연령이 높은 환자가 대상이므로 고강도보다는 중강도 운동이 효과적이다.

다섯째, 운동은 가급적 30분 이상, 주 3~7회 시행하는 것이 효과적이다. 피로가 쌓이도록 운동하면 역효과가 나타날 수 있다.

신체활동 ROM 댄스

신체활동과 관절가동운동

운동 관리 및 신체활동의 필요성

적절한 신체활동과 운동은 치매 환자의 전반적인 건강에 긍정적 영향을 미치지만 실제로 규칙적인 운동이나 활동에 참여하는 환자는 많지 않다. 치매 환자는 인지기능과 활동 능력이 저하되어 예전에 즐겼던 활동이나 신체활동을 할 수 있는 기회가 현저히 줄어든다.

신체활동이 부족해지면 골다공증, 낙상, 골절, 우울, 요실금, 욕창 등이 발생할 가능성이 높아진다. 치매의 종류나 진행 단계에 따라 차이가 있으나 치매 환자는 근력 감소, 관절가동 범위 제한, 보행 장애, 균형 및 자세 조절 능력의 감소 등으로 낙상할 위험이 정상 노인보다 높다. 또한 치매 환자는 정상 노인보다 판단력, 시공간 파악 능력 등이 낮아져 자신의 신체 상태에서 할 수 있는 것과 없는 것을 정확히 구별하지 못하므로 무리한 활동을 시도하는 경우가 있어서 낙상 가능성이 더 높아진다. 낙상을 겪으면 신체적 기능이 감소할 뿐만 아니라 인지기능 악화와 함께 우울증, 정신이상행동 증상, 섬망 같은 합병증도 나타날 수 있어 주의가 필요하다.

신체활동의 효과

신체활동을 적절히 하면 근력과 관절 유연성, 심혈관 기능 및 지구력 등이 향상하며 폐 용량이 커지고, 신체 조직 내로 영양소가 적절히 공급될 수 있다. 또한 신체 균형 능력을 유지하거나 향상하여 낙상과 이로 인한 합병증의 위험을 줄일 수 있다.

그 밖에 규칙적이고 적절한 신체활동은 수면의 질, 식습관, 자존감, 기분 등을 향상하고 혈압, 스트레스, 불안 등의 부정적 반응을 안정시킨다. 또한 환자의 흥미를 유지하고 정서적 안정에 도움이 되며, 신체활동을 보고 따라 하는 것을 반복하면서 신체활동의 순서를 기억하는 과정을 통해 주의집중력 등의 인지기능도 향상한다.

이처럼 체계적이고 지속적인 신체활동은 일상생활을 유지하는 데도 도움이 되므로 치매 환자가 이러한 활동을 하며 하루 일과를 규칙적으로 보내며 스트레스와 정신이상행동을 줄이도록 도울 수 있다.

ROM 댄스 '내 몸 건강 체조'(활동 시간: 5~10분)

활동 목적

부드럽게 관절을 움직이는 활동으로 관절가동 기능을 유지·증진하고, 관절의 경축을 예방하며 근력을 증진한다. 음악과 함께하는 신체활동을 통해 기분 전환과 환기 효과를 경험한다. 또한 신체활동을 보고 따라 하는 과정을 반복하며 순서를 기억하도록 하여 주의집중력 등의 인지기능을 향상한다.

준비물

활동 음악, 음악 플레이어, 의자

활동 내용

① 심호흡(앉아서)

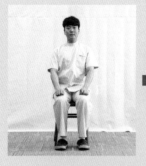 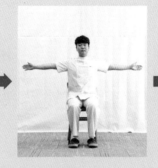 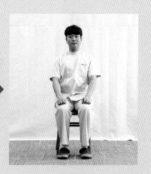

첫 번째 운동은 심호흡이다.

- 몸의 긴장을 풀고 숨을 크게 들이마시며 양팔을 옆으로 쭉 편다.
- 천천히 숨을 내쉬며 팔을 내린다.
- 같은 동작을 3회 반복한다.

② 어깨와 옆구리를 펴는 운동(앉아서)

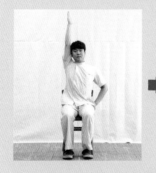 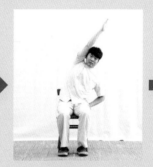 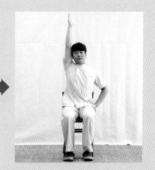

두 번째 운동은 어깨와 옆구리를 펴는 운동이다.

- 왼팔을 허리에 올리고 숨을 들이마시며 오른쪽 팔을 쭉 펴서 귀 옆으로 붙이듯 올린다.
- 숨을 내쉬며 옆구리를 왼쪽으로 천천히 구부린다.
- 숨을 들이마시며 천천히 몸을 일으킨다.
- 같은 동작을 3회 반복한다.
- 오른쪽으로 방향을 바꾸어 같은 동작을 3회 반복한다.

③ 앉아서 제자리 걷기 운동(앉아서)

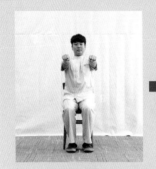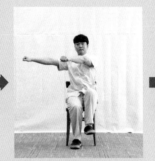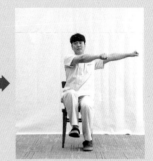

세 번째 운동은 앉아서 제자리 걷기 운동이다.
- 몸을 정면으로 향한 후 양손의 주먹을 쥐고 앞으로 나란히 자세를 한다.
- 왼쪽 다리의 무릎을 90도 각도로 구부려 들어 올리면서 동시에 양팔을 오른쪽으로 돌린다.
- 곧바로 방향을 바꾸어 오른쪽 다리의 무릎을 90도 각도로 구부려 들어 올리면서 동시에 양팔을 왼쪽으로 돌린다.
- 번갈아가며 방향을 바꾸며 제자리 걷기를 3회 반복한다.(동작을 3회 반복하고 자세를 바로 한다.)

④ 무릎을 들어 올리는 운동(앉아서)

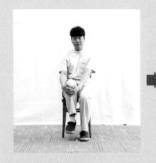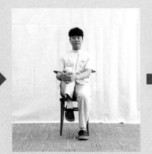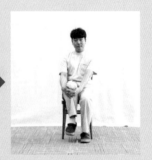

네 번째 운동은 앉아서 무릎을 들어 올리는 운동이다.
- 깍지 낀 양손에 오른쪽 무릎을 끼우고 다리를 가슴 쪽으로 당겨 올린다.
- 다리를 내린다.
- 같은 동작을 3회 반복한다.
- 오른쪽으로 방향을 바꾸어 같은 동작을 3회 반복한다.

⑤ 팔을 앞과 옆으로 들어 올리는 운동(앉아서)

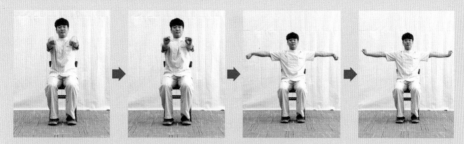

다섯 번째 운동은 팔을 앞과 옆으로 들어 올리는 운동이다.

• 양손을 주먹 쥐고 앞으로 나란히 자세를 한다.

• 팔에 힘을 주고 손목을 아래쪽으로 직각에 가깝게 꺾는다.

• 계속 팔에 힘을 주고 손목을 위쪽으로 직각에 가깝게 꺾는다.

• 주먹을 쥔 채로 옆으로 나란히 자세를 한다.

• 팔에 힘을 주고 손목을 아래쪽으로 직각에 가깝게 꺾는다.

• 계속 팔에 힘을 주고 손목을 위쪽으로 직각에 가깝게 꺾는다.

• 이 자세로 같은 동작을 3회 반복한다.

⑥ 다리를 옆으로 들어 올리는 운동(일어서서)

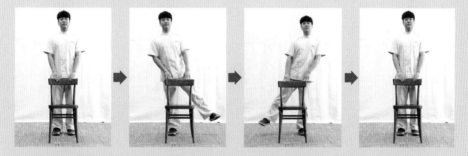

여섯 번째 운동은 다리를 옆으로 들어 올리는 운동이다.

• 의자 등받이를 두 손으로 잡고 일어서서 왼쪽 다리를 45도 정도 옆으로 들어 올린다.
  (정지 동작이다. 하나 둘 셋을 센다.)

• 천천히 다리를 내린다.

• 같은 동작을 3회 반복한다.

• 오른쪽으로 방향을 바꾸어 같은 동작을 3회 반복한다.

⑦ 무릎을 앞으로 펴는 운동(앉아서)

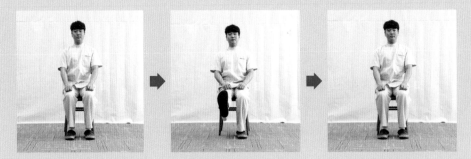

일곱 번째 운동은 무릎을 앞으로 펴는 운동이다.

• 양손을 무릎 위에 올린다.

• 오른쪽 다리를 쭉 펴서 들어 올리고 발등을 몸 쪽으로 당긴다.(정지 동작이다. 하나 둘 셋을 센다.)

• 발등을 몸 바깥쪽으로 쭉 편다.(정지 동작이다. 하나 둘 셋을 센다.)

• 다리를 내린다.

• 같은 동작을 3회 반복한다.

• 왼쪽으로 방향을 바꾸어 같은 동작을 3회 반복한다.

⑧ 손목, 팔 스트레칭(앉아서)

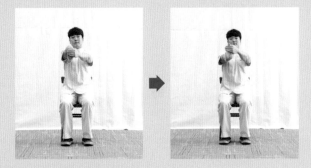

여덟 번째 운동은 손목과 팔의 스트레칭이다.

• 오른쪽 팔을 쭉 펴고 어깨 높이까지 올린다.

• 왼손으로 오른쪽 손끝을 잡고 아래로 당겨 손목을 구부린다.

• 이 자세로 위로 당겨 손목을 구부린다.

• 같은 동작을 3회 반복한다.

• 왼쪽으로 방향을 바꾸어 같은 동작을 3회 반복한다.

⑨ 넓적다리 뒤쪽 스트레칭(앉아서)

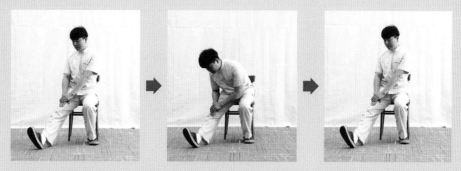

아홉 번째 운동은 넓적다리 뒤쪽 스트레칭이다.

- 오른쪽 다리를 쭉 펴고 발뒤꿈치를 바닥에 댄다.
- 깍지 낀 양손을 허벅지에 올리고 허리를 굽히면서 천천히 발목 쪽으로 내려간다.
- 양손을 허벅지까지 쓸어 올리며 몸을 일으킨다.
- 같은 동작을 3회 반복한다.
- 왼쪽으로 방향을 바꾸어 같은 동작을 3회 반복한다.

⑩ 목운동 1(앉아서)

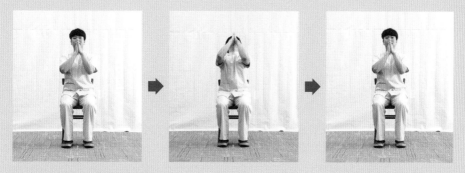

열 번째 운동은 첫 번째 목 운동이다.

- 양쪽 손바닥을 붙이고 엄지손가락만 들어 올린다.
- 엄지손가락을 턱 아래에 댄다.
- 목의 힘을 빼고 숨을 내쉬며 팔꿈치를 밀어 올리는 힘으로 목을 뒤로 젖힌다.
- 팔의 힘을 빼며 천천히 목을 바로 세운다.
- 같은 동작을 3회 반복한다.

⑪ 목운동 2(앉아서)

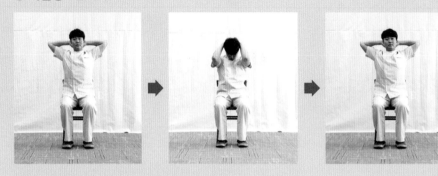

열한 번째 운동은 두 번째 목 운동이다.

• 어깨를 쭉 펴고 양손을 깍지 끼고 팔베개를 하듯 머리 뒤에 댄다.
• 목의 힘을 빼고 숨을 내쉬면서 손바닥에 힘을 주어 앞으로 밀며 턱이 가슴에 닿는 느낌으로 머리를 숙인다.
• 숨을 들이마시며 머리를 들고 정면을 바라본다.
• 같은 동작을 3회 반복한다.

⑫ 목운동 3(앉아서)

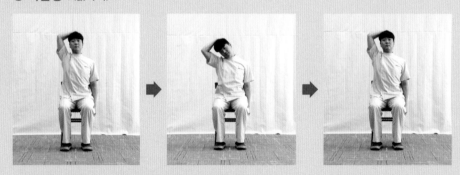

열두 번째 운동은 세 번째 목 운동이다.

• 오른팔로 머리 위를 감싸는 듯한 자세를 취하고 오른 손바닥을 왼쪽 귀에 붙인다.
• 목의 힘을 빼고 오른 손바닥에 힘을 주며 오른쪽으로 목을 구부린다.
• 손바닥의 힘을 빼고 머리를 바로 한다.
• 같은 동작을 3회 반복한다.
• 왼쪽으로 방향을 바꾸어 같은 동작을 3회 반복한다.

주의 사항

첫째, 대상자의 컨디션과 기능 상태에 따라 관절가동운동의 순서와 난이도를 바꿀 수 있다.

둘째, 진행자가 현재 하는 운동이 어느 관절에 좋은 영향을 미치는지를 환자에게 설명하면 동기를 부여하고 참여도를 더 높일 수 있다.

셋째, 관절가동운동은 상황에 따라 조용하거나 신나는 음악과 함께하면 더욱 좋다.

넷째, 참여를 거부하거나 부끄러워하는 대상자에게는 강요하지 말고 보조 진행자가 옆에서 계속 격려하며 소외되지 않도록 지지해준다.

다섯째, 진행자와 보조 진행자는 시연을 하며, 대상자와 눈을 마주치고 큰 목소리와 큰 동작으로 긍정적 피드백(칭찬)을 계속하며 대상자가 운동을 끝까지 마칠 수 있도록 지지해준다.

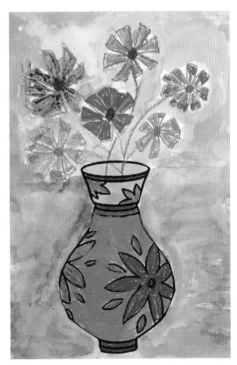

60대 여성의 그림. 좋아하는 꽃 모양을 떠올리며 하나하나 정성스럽고 섬세하게 완성했다.

통합인지재활 프로그램의 응용

통합인지재활 프로그램이란?

치매 환자를 치료하는 방법으로 약물 외에 운동치료, 미술치료, 음악치료, 작업치료, 치료 레크리에이션 등의 다양한 비약물 치료법이 활용되어왔다. 최근 치매에 대한 비약물 치료는 단일 치료요법이 아닌 통합적 접근법으로 변화하고 있으며, 이에 따라 다양한 다학제적 통합 프로그램들이 소개되고 있다.

통합인지재활 프로그램의 의미와 목적

통합인지재활 프로그램은 운동요법, 음악요법, 미술요법, 작업요법, 회상요법, 치료 레크리에이션 등의 여러 비약물적 치료 기법을 통합한 프로그램이다.

이 책에서는 보건복지부가 제작한 '공립치매병원 운영 가이드라인'에 따른 인지 기반의 프로그램으로 현실 인식 훈련, 신체활동, 회상요법, 기억 훈련, 음악·미술·작업요법, 치료 레크리에이션 등의 다양한 중재 방법을 통합하여 청풍호노인사랑병원 뇌건강증진센터가 개발한 '백세총명학교 청춘기억발전소' 프로그램을 소개하려 한다. 이 프로그램은 인지 영역, 신체적 영역, 정서적 영역을 포함하고 있으며, 15~20명의 고위험군 및 경증 치매 환자를 대상으로 주 3~4회, 60분간 총 40회 운영하는 집단 인지재활 프로그램이다.

여기서 소개하는 '백세총명학교 청춘기억발전소' 프로그램은 앞에서 소개한 음악 치료, 미술치료, 인지·기억훈련, 신체활동 프로그램 및 타 학문이 제시한 모든 프로그램을 접목할 수 있다. 40회기 모두를 소개하기는 힘들기 때문에 중복되지 않는 치료기법 중 8회기 정도를 소개하고 운영 계획서 샘플도 수록하여 프로그램 운영에 도움이 되도록 했다.

통합인지재활 프로그램의 목적은 치매 환자의 정신이상행동 증상(BPSD)을 줄이고, 환자에게 남아 있는 기능을 유지하거나 향상하는 것이다. 또한 치매 고위험군에서 치매가 발병하지 않도록 예방하고 경증 치매가 중증 치매로 진행하는 것을 늦추며 궁극적으로 치매 환자의 삶의 질을 향상하는 것이다.

통합인지재활 프로그램의 효과

첫째, 지남력, 현실 감각, 주의집중력 등의 인지기능 및 신체 기능을 유지하거나 향상한다.

둘째, 감정일기를 쓰며 감정을 표현하고 나눔으로써 정서적 안정을 되찾고 참여자들이 긍정적으로 상호작용하도록 자극한다.

셋째, 다학제적으로 통합된 프로그램을 세분화하여 적용함으로써 주의력이 부족한 참여자도 목표한 집중 시간을 유지할 수 있으며, 결과적으로 집중력을 향상한다.

넷째, 다양한 통합 프로그램을 적용하므로 참여자가 학교에서 여러 가지를 공부하는 것처럼 느끼며 즐거웠던 학창시절을 회상하고 배움에 대한 미련이나 아쉬움을 해소하며 사회·정서적 요구를 충족할 수 있다.

다섯째, 참여자들이 즐거운 경험을 공유하고 긍정적인 상호작용을 하여 삶의 질을 향상한다.

통합인지재활 프로그램 제공 과정

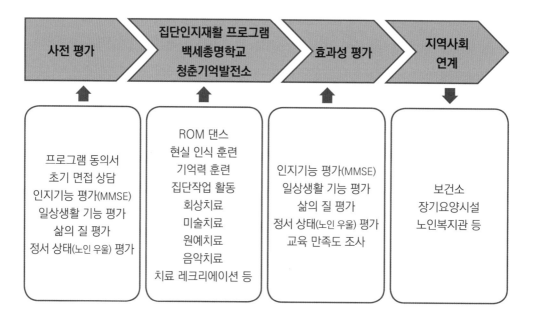

다음은 통합인지재활 프로그램을 참여자와 함께 나누는 과정에 대한 설명이다.

'도입' 단계에서는 지남력 훈련과 현실 감각 훈련, 감정일기 쓰기 및 감정 나누기를 10분 정도 실시한다. 이후 '이완과 신체활동' 단계에서는 관절 범위 운동(ROM 댄스)을 5분 정도 실시한다. '메타인지교실 및 이야기 주머니' 단계에서는 간단한 이야기 심상·회상요법 또는 메타인지교실을 5~10분 정도 시행한다. '통합인지재활 프로그램' 단계에서는 인지·기억훈련, 음악·미술·작업·인정·원예치료, 신체활동 및 치료 레크리에이션을 접목한 프로그램을 30~35분 정도 진행한다. 마지막으로 '이완 및 피드백' 단계에서는 자리를 정리하고 마음을 나누는 활동을 5분 정도 실시한다.

시간	적용 단계	방법
10분	도입	지남력 훈련, 현실 감각 훈련, 감정일기 쓰기, 감정 나누기
5분	이완과 신체활동	ROM 댄스(관절 범위 운동)
5~10분	메타인지교실, 이야기 주머니	이야기 심상·회상요법, 메타인지교실
30~35분	통합인지재활 프로그램	인지·기억훈련, 음악·미술·작업·인정·원예치료, 신체활동 및 치료 레크리에이션을 접목한 주요 활동 프로그램
5분	이완 및 피드백	정리 및 마음 나누기

통합인지재활 프로그램의 참여자 적용

통합인지 증진 프로그램의 기본 준비 사항

참여자의 기능 상태에 맞는 활동

프로그램을 실시할 때는 사전 평가를 하고 참여자들의 기능 상태에 맞는 활동을 계획해야 한다. 이를 통해 참여자가 잘하거나 즐길 수 있는 활동을 하도록 도울 수 있다. 참여자의 특성에 따라 같은 활동도 다르게 시행할 수 있다. 집단 프로그램은 각 개인의 개별적 기능에 맞추기 힘들지만 참여자의 기능에 따라 난이도나 운영 시간, 도움의 정도를 조정해야 한다. 또한 프로그램에 필요한 재료를 사전에 단계별로 준비하고 개인별 목표과제를 추가로 제공하는 등의 방법으로 개별적인 요구(needs)에 맞추어야 한다.

참여자가 관심을 보이거나 흥미로워하는 활동

프로그램을 진행하는 시간 동안 집중하여 활동해야 하므로 참여자들이 흥미를 보이거나 관심을 갖는 활동을 주제로 선정하여 진행한다.

참여자의 경험에 대한 이해

진행자는 참여자의 인생 경험에 관해 이해하고 참여자가 자신의 경험을 표현할 수 있도록 도와야 한다. 또한 참여자들이 서로 살아온 경험을 나누도록 배려하고 공감하며 서로를 이해할 수 있도록 도와야 한다.

진행자도 함께 즐길 수 있는 활동

진행자와 참여자 모두가 함께 즐길 수 있는 활동을 진행하면 즐거운 에너지를 공유하므로 집단 역동이 더 활기차고 프로그램 운영이 수월해진다. 이에 따라 진행자와 참여자 사이 혹은 참여자와 참여자 사이의 긍정적 상호작용이 활발해져 상승 효과를 얻을 수 있다.

격려와 도움

진행자는 프로그램의 목적을 항상 기억하고 참여자들이 스스로 할 수 있도록 격려하며, 도중에 포기하지 않도록 지속적으로 지지해야 한다. 도움은 최소한으로 제공하여 참여자가 성취감을 느낄 수 있도록 돕는다.

존중과 칭찬

진행자는 참여자들을 아이처럼 취급하지 않고 항상 존중해야 한다. 지속적인 칭찬과 진심 어린 격려가 참여자들을 긍정적으로 변화하게 한다는 점을 항상 기억해야 한다.

참여자의 개별적 특성을 이해하고 진행하기

진행자는 참여자의 청각이나 시각 등의 감각적 반응, 신체 기능적 장애, 성격 등을 파악하고 이해하며 프로그램을 진행해야 한다. 참여자들이 이해할 수 있는 쉬운 단어를 사용하고, 짧고 간결하게 또박또박 발음하며, 중요한 부분을 강조하면서 한 단계씩 천천히 설명한다. 또한 필요에 따라 시범을 보여주거나 보조 자료를 사용하며, 참여자가 가능하면 스스로 활동할 수 있도록 인내하며 충분히 기다려야 한다.

통합인지재활 프로그램 기본 진행 방법(60분 기준)

준비: 프로그램 시작 전 준비

대부분의 참여자들은 프로그램이 시작하기 10분 전까지 입실한다. 진행자는 그 전에 준비를 마치고 참여자가 입실할 때 환영 인사를 하며 명찰을 달아준다. 오리엔테이션이 끝난 후에는 달력과 감정일기를 모아놓을 L자 파일, 연필과 지우개를 미리 제공한다.

도입(10분): 지남력 훈련 및 현실 인식 훈련, 감정일기 쓰기

① 지남력 훈련 및 현실 인식 훈련

진행자가 프로그램 시작을 알리고 참여자와 진행자가 인사를 한다. 진행자가 오늘의 날짜가 적힌 판을 보여주며 "오늘은 ○○○○년 ○○월 ○○일입니다"라고 선창하면(참여자의 기능에 따라 날짜를 끊어서 선창) 참여자들은 날짜를 따라 읽는다. 이후 참여자들은 지남력을 유지하고 스스로 출석을 체크하기 위해 오늘의 날짜를 찾아 달력에 동그라미를 그린다. 진행자는 오늘 날짜를 다시 한 번 말하고 날씨, 주요 뉴스, 점심식사 메뉴 등을 간단히 이야기한 후 참여자들에게 의견이나 기분을 간단히 묻는다.

② 감정일기 쓰기와 감정 나누기

'감정일기' 활동지에 날짜와 이름을 쓴 후 아침에 일어났을 때의 기분과 현재의 기분을 얼굴 표정 그림으로 표현한다. 참여자가 글씨를 쓸 수 있으면 짧은 글로 왜 이런 감정을 느끼는지 쓰고, 글씨를 쓸 수 없으면 자원봉사자나 보조 진행자가 대신 적어준다. '감정 나누기'는 참여자들이 서로의 감정을 이야기하고 공감하는 과정이다. 진행자는 참여자들이 자신의 감정을 말할 수 있도록 돕고, 긍정적 감정이든 부정적 감정이든 공감하고 지지해준다.

이완과 신체활동(5분): 관절가동운동(ROM 댄스)

주요 활동을 진행하기 전에 두뇌 활동을 자극하기 위해 가벼운 관절가동운동을 한다.

앞에서 소개한 신체활동을 음악과 함께 하거나, 중앙치매센터가 배포한 뇌신경 체조와 치매예방체조 또는 건강보험공단이 배포한 힘뇌체조를 실시한다. 진행자가 유행가에 맞추어 여러 가지 신체활동을 개발하여 진행해도 좋다.

메타인지교실 및 이야기 주머니(10분): 이야기 심상·회상요법 또는 메타인지교실
인지 기반 프로그램에서 가장 중요한 부분이다. 진행자가 오늘의 주제를 소개한 후 참여자가 주제에 관해 이야기 심상·회상요법으로 자신의 경험을 말하게 하며 주제와 연관된 내용들을 연결하여 이야기를 만들게 한다. 메타인지교실에서는 참여자의 기능에 따라 심상·기억 전략 기법들을 활용하고 활동 주제와 관련하여 기억 기법을 연결하여 활동한다.

통합인지재활 프로그램(30~35분): 주요 활동 프로그램
오늘의 주제에 따른 주요 활동으로 기억 훈련, 음악·미술·작업·인정·원예치료, 신체활동 및 치료 레크리에이션을 접목한 여러 프로그램을 응용하여 진행한다.

이완 및 피드백(5분): 정리하기와 마음 나누기
모두가 오늘의 주제를 떠올리며 활동 경험에 대한 느낌을 자유롭게 이야기한다. 이번 활동이 재미있었는지, 어떤 활동을 할 때 즐거웠는지, 무엇이 어려웠는지, 완성품이 있다면 어떤 느낌이며 어떻게 사용할 것인지 등에 대해 이야기하며 서로의 경험을 격려하고 지지해준다. 프로그램에 끝까지 참여한 모든 참여자가 칭찬을 공유하고 박수를 보낸다.

1회기 오리엔테이션(소요 시간: 60분) - 4월 달력 만들기, 감정일기

활동 목적

현실 인식과 지남력에 관한 인지능력을 향상한다. 소근육 운동을 하고 눈과 손의 협응력을 강화하며 주의집중력과 창조적 표현 능력을 키운다. 정서 표현력과 공감 능력을 향상한다.

기대 효과

달력을 만들어 꾸미면서 자연스럽게 인지 자극을 경험하며, 감정일기를 쓰고 감정을 표현하며 서로에 대한 이해와 공감 능력을 강화한다. 활동 주제에 관해 이야기하고 달력에 동그라미를 칠하는 활동으로 지남력 및 현식 인식, 인지능력을 자극하고 일상에 대한 관심을 높인다. 예쁜 달력을 완성하여 1달간 출석부로 사용함으로써 성취감과 자기 효능감을 느낀다.

준비물

감정일기 활동지(무지 A4 상장용지에 인쇄된 달력), 달력 활동지, 4월 달력 꾸미기 재료(벚꽃과 나무를 표현할 한지 색종이, 가위, 풀), 연필, 지우개, 샘플, 주제와 관련된 사진 자료

활동 내용

(1) 도입(10분): 지남력 훈련 및 현실 인식 훈련, 감정일기 쓰기

(2) 이완과 신체활동(5분): 관절가동운동(ROM 댄스)

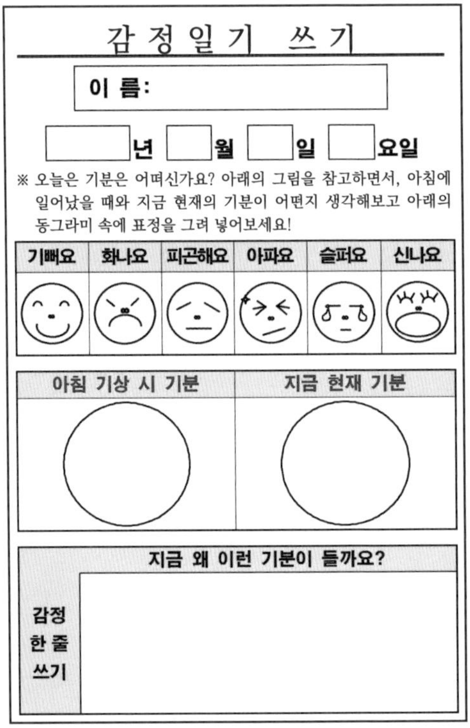

감정일기 쓰기

이 름:

☐ 년 ☐ 월 ☐ 일 ☐ 요일

※ 오늘은 기분은 어떠신가요? 아래의 그림을 참고하면서, 아침에 일어났을 때와 지금 현재의 기분이 어떤지 생각해보고 아래의 동그라미 속에 표정을 그려 넣어보세요!

기뻐요	화나요	피곤해요	아파요	슬퍼요	신나요

아침 기상 시 기분	지금 현재 기분

지금 왜 이런 기분이 들까요?

감정
한 줄
쓰기

감정일기 활동지

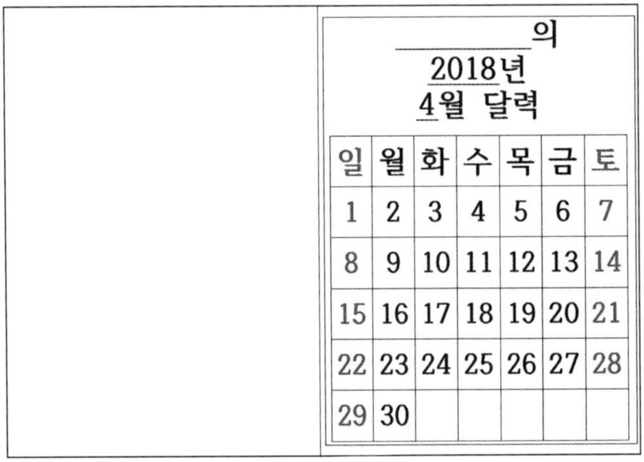

_____의
2018년
4월 달력

일	월	화	수	목	금	토
1	2	3	4	5	6	7
8	9	10	11	12	13	14
15	16	17	18	19	20	21
22	23	24	25	26	27	28
29	30					

달력 꾸미기 활동지

(3) 메타인지교실 및 이야기 주머니(10분): 이야기 심상·회상요법 또는 메타인지교실

① 메타인지교실 또는 인지 전략 기법 건망증 뛰어넘기 단계를 큰 소리로 함께 복창한다.

② 진행자가 오늘의 주제를 소개한다. 예: "오늘 주제는 '봄에 피는 꽃'입니다."

　　※ 활동 주제 예시: 계절 음식, 계절 과일, 계절 행사, 절기, 결혼, 여행 등

③ '봄에 피는 꽃'을 떠올려보고 봄꽃으로 무엇이 있는지 자유롭게 이야기한다. '봄에 피는 꽃'이란 주제에 관해 미리 준비한 사진들을 보며 봄꽃의 특징, 자신의 경험 등을 더 이야기한다.

④ 치매 고위험군이나 경증 치매군 참여자들과는 '봄에 피는 꽃'의 이름과 몇 가지 단어를 포함하여 이야기를 만들고, 3~5회 반복하여 말한 후 기억하게 한다.

　　※ 예시-선택 단어: 벚꽃, 감자, 아들, 자동차, 밭

　　이야기 만들기: <u>아들</u>과 밭에서 <u>감자</u>를 심고, <u>자동차</u>를 타고 <u>벚꽃</u> 구경을 갔다.

　　※ 주의: ④번 '이야기 만들기'는 중기 이후의 치매 환자에게는 적용하지 않으며, 참여자 그룹의 기능에 따라 단어의 개수, 단어 간의 연상 및 상관관계를 조절하여 난이도를 정한다.

(4) 통합인지재활 프로그램(30~35분): 주요 활동 프로그램

① 오늘의 활동을 소개하고(예: "오늘은 감정일기 쓰기와 4월 달력 꾸미기를 하겠습니다") 활동 목적과 효과를 간단히 설명하여 동기를 부여한다.

② 진행자는 감정일기 쓰는 방법을 간단히 설명한 후 참여자들에게 감정일기를 쓰게 한다. 일기를 다 쓰면 오늘 기분이 어떤지 간단히 말하도록 하고, 감정일기를 자신의 파일에 스스로 정리하도록 돕는다. 정리한 파일은 수료식에서 활동 앨범으로 만든다는 것을 알려준다.

③ 달력 만들기 활동 재료를 나누는 동안 "달력을 꾸밀 공간을 4월에 피는 벚나무로 꾸며보겠습니다"라고 말한다. 달력의 공간을 어떤 벚나무로 표현할지 생각하게 하고 생각을 말하도록 한다.

④ 각자 달력 만들기 활동지에 자신의 이름을 적고 오늘 날짜에 동그라미를 표시하게

한다.

⑤ 벚나무 줄기는 갈색 한지를 비벼서 만들고, 꾸미기 공간에 풀로 붙인다.

⑥ 분홍색 등의 한지 색종이를 손이나 가위로 잘라 꽃잎을 만들고 벚나무 줄기에 붙인 후 꽃나무를 완성한다.

(5) 이완 및 피드백(5분): 정리 및 마음 나누기

① 활동한 후 참여자가 스스로 정리할 수 있도록 돕는다. 활동을 정리하는 동안 앞서 '메타인지교실 및 이야기 주머니'에서 만들었던 이야기를 다 함께 기억하도록 하고 다시 한 번 이야기를 큰 소리로 말한다.

② 오늘 완성한 달력을 보면서 어떤 느낌이 드는지, 또 다른 사람의 달력은 어떤 느낌인지 이야기하며 서로 칭찬을 한다.

③ 오늘 주요 활동 과정에서 나타난 참여자들의 긍정적인 변화를 칭찬하고, 다음 시간에 대해 간단히 공지한 후 마무리 인사를 한다.

활동 난이도

낮음	높음
• 감정일기 쓰기가 힘들면 활동지 상단의 얼굴 그림을 보고 따라 그리게 한다. • 벚꽃 샘플을 보여주고 따라 만들도록 한다. • 벚꽃 모양을 단순화한 패턴을 미리 오려두고 모양을 따라 오리도록 돕는다.	• 감정일기를 쓸 때 참여자의 인지기능과 신체 기능이 원활하고 글을 쓸 수 있으면 얼굴 그림을 그린 후 자신의 감정을 글로 표현하여 일기장에 적게 한다. • 벚꽃 모양을 보여주고 연필로 그린 후 가위로 오리게 한다.

진행자 역할

① 메타인지교실 및 이야기 주머니 단계에서는 참여자의 집중 시간이 길고 시간 여유가 있는 경우 관련된 기억 기법에 대한 간단한 예시로 기억 훈련을 병행할 수 있다.

② 주제에 대해 쉽게 연상하지 못하면 진행자의 경험 사례를 들려주고, 참여자들이 경

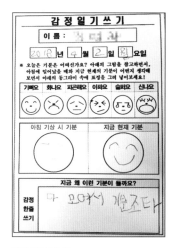

감정일기 완성

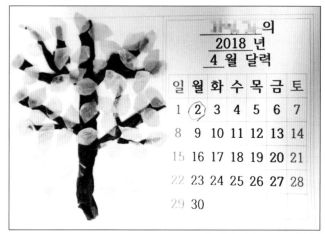

달력 꾸미기 완성

험을 말할 기회를 공평하게 부여한다.

③ 참여자가 어떻게 해야 할지 모르면 시범을 보여주고, 집중하지 못하면 개별적으로 다시 시연하여 스스로 활동할 수 있도록 자극한다.

④ 참여자가 집중하지 못하거나 기능적 문제로 힘들어하면 중간에 활동을 포기하지 않도록 지속적으로 관심을 가지고 격려하며 최소한의 도움을 제공하고 계속 지지해준다.

⑤ 참여자가 활동을 강하게 거부하면 억지로 강요하지 말고, 같은 공간에서 쉬면서 다른 사람을 관찰해보라고 부드럽게 대화하며, 소외되지 않도록 지속적인 관심을 가지고 응대한다. 만약 참여자가 활동에 관심을 보이면 참여하도록 다시 권유하여 활동에 참여하도록 돕는다.

⑥ 활동을 거부한 참여자의 달력은 다음 회기 활동 진행을 위해 진행자나 자원봉사자가 여분의 완성품을 만들어둔다.

주의 사항

① 약속된 프로그램 운영 시간을 넘기지 않도록 이야기 시간과 활동 시간을 적절하게 조절한다.

② 옷과 손 등에 풀이 묻고 한지 색종이 때문에 손이 물들 수 있으므로 물티슈를 준비한다.

TIP **프로그램 참여에 대한 동기를 향상하는 방법**
- 프로그램 활동 주제를 소개할 때 활동 목적과 기대 효과를 간단히 소개한다.
- 참여자가 매일 출석하여 자신이 만든 달력의 날짜에 스스로 동그라미를 그려서 출석 체크를 하게 한다.
- 참여자에게 관심을 가지고 모든 활동 과정에서 칭찬과 격려를 한다.

2회기 책가방 만들기(소요 시간: 60분) - 캔버스 가방

활동 목적

소근육 운동을 통해 눈과 손의 협응력과 주의집중력을 향상한다. 긍정적 신체상과 도구적 일상생활 기능을 유지하거나 향상하고, 창조적 표현 능력을 기른다.

기대 효과

자신이 사용할 책가방을 만들고 꾸미면서 자연스럽게 인지 자극을 경험한다. 다리미를 사용하며 도구적 일상생활 기능을 훈련하고, 완성된 예쁜 가방을 사용함으로써 성취감과 자기 효능감을 느낄 수 있다. 참여자가 자신의 손 그림을 예쁘게 꾸밈으로써 긍정적인 신체상을 갖도록 자극한다.

준비물

기본 준비물(연필, 지우개, 샘플, 감정일기 활동지, 달력, 주제와 관련된 사진 자료 등), 캔버스 가방, A4 용지, 신문, 다리미, 염색용 크레용

활동 내용

(1) 도입(10분): 지남력 훈련 및 현실 인식 훈련, 감정일기 쓰기

(2) 이완과 신체활동(5분): 관절가동운동(ROM 댄스)

(3) 메타인지교실 및 이야기 주머니(10분): 이야기 심상·회상요법 또는 메타인지교실

　① 메타인지교실 또는 인지 전략 기법 건망증 뛰어넘기 단계를 큰 소리로 함께 복창한다.

　② 진행자가 오늘의 주제를 소개한다. 예: "오늘 주제는 '나의 손'입니다."

　③ 참여자들이 자신의 손을 보고 쓰다듬으며 느낀 점을 이야기하고, 자신의 손이 지금까지 어떤 일들을 했는지 자유롭게 말한다. 그동안 참으로 수고가 많았던 자신의 손을 쓰다듬으며 칭찬해준다.

　④ 치매 고위험군이나 경증 치매군 참여자들의 경우 주제와 관련된 몇 가지 단어를 포함하여 이야기를 만들고, 3~5회 반복하여 말한 후 기억하게 한다.

　　※ 예시-선택 단어: 손, 파, 장터, 목, 물병

　　　이야기 만들기: 장터에 가서 파를 사 왔더니 목이 말라 물병을 손으로 들고 먹었다.

　　※ 주의: ④번 '이야기 만들기'는 중기 이후의 치매 환자에게는 적용하지 않으며, 참여자 그룹의 기능에 따라 단어의 개수, 단어 간의 연상 및 상관관계를 조정하여 난이도를 조정한다.

(4) 통합인지재활 프로그램(30~35분): 주요 활동 프로그램

　① 오늘의 활동을 소개하고(예: "오늘은 책가방 만들기를 하겠습니다") 활동 목적과 효과를 간단히 설명하여 활동에 대한 동기를 부여한다.

　② 진행자는 감정일기 쓰는 방법을 간단히 설명한다. 참여자들은 감정일기를 쓰고, 일기를 다 쓰면 오늘 기분이 어떤지 간단히 말하고, 파일에 정리한다.

③ 활동 재료를 나누어준 후 책가방에 자신의 손을 올리고 연필로 손 모양을 따라 그리게 한다.

④ 그려진 손을 보며 어떻게 예쁘게 그릴지 생각한 후 염색용 크레용의 색상을 선택하여 채색하고 그림을 꾸민다.

⑤ 채색을 마친 가방의 아래에 신문지를 깔고, 가방의 위에는 A4 용지를 덮은 후 뜨거워진 다리미로 눌러 염색용 크레용을 녹여 색을 고정시켜 가방을 완성한다.

(5) 이완 및 피드백(5분): 정리 및 마음 나누기

① 활동한 후 참여자가 스스로 정리할 수 있도록 돕는다. 활동을 정리하는 동안 앞서 '메타인지교실 및 이야기 주머니'에서 만든 이야기를 다 함께 기억하도록 하고 다시 한 번 이야기를 큰 소리로 말한다.

② 오늘 완성한 가방을 보면서 어떤 느낌이 드는지, 또 다른 사람의 가방은 어떤 느낌인지 이야기하며 서로 칭찬하고, 어떻게 이 가방을 사용할지 이야기한다.

③ 오늘의 주요 활동 과정에서 나타난 참여자들의 긍정적인 변화를 칭찬하고 다음 시간에 대해 간단히 공지한 후 마무리 인사를 한다.

활동 난이도

낮음	중간	높음
• 간단한 색상을 선택하고 예시와 똑같이 만든다. • 보조자가 채색과 다림질을 약간 도와준다.	• 가방의 한 면만 채색하고, 3~4가지 색상만으로 채색한다.	• 양면을 채색한다. • 빈 공간에 그림을 더 그리거나 글씨를 쓴다. • 손바닥을 더 장식하여 꾸민다.

진행자 역할

① 주제에 대해 참여자들이 경험을 말할 기회를 공평하게 부여한다.

② 참여자가 어떻게 해야 할지 모르면 샘플을 보여주고, 집중하지 못하면 개별적으로

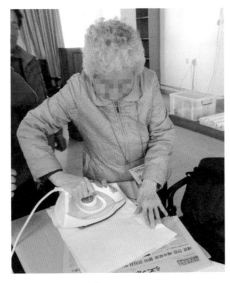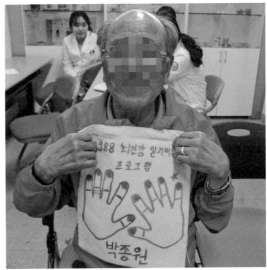

캔버스 가방 만들기 활동

다시 시연하여 스스로 활동할 수 있도록 자극한다.

③ 가방에 들어갈 그림은 연필로 밑그림을 그리고 채색하도록 하여 실수에 대한 부담을 줄이게 한다.

④ 창조적 활동이 익숙하지 않은 참여자들은 색상 선택이나 꾸미는 작업을 힘들어하므로 샘플을 보여주거나 색상 선택을 적절하게 도와주며 활동을 끝마칠 수 있도록 지지해준다.

⑤ 참여자가 완성품에 거부감을 나타내면 약간의 도움을 제공하여 작품을 개선한다. 완성보다는 활동을 끝까지 마치는 과정이 더 중요함을 알려주고 참여자가 자기 효능감과 성취감을 경험하도록 돕는다.

주의 사항

① 옷과 손 등에 염색용 크레용이 물들 수 있으므로 물티슈를 준비한다. 염색용 크레용이 옷에 묻으면 잘 지워지지 않을 수 있으므로 참여자들에게 잘 설명해야 하며,

앞치마나 팔 토시를 준비했다가 참여자가 원할 경우 제공한다.

② 가열된 다리미를 사용하므로 화상을 입지 않도록 주의하고, 만약의 상황에 대비하여 간단한 응급약품을 준비하면 좋다.

TIP **도구적 일상생활 기능 훈련에 도움이 되는 활동 프로그램**

치매 환자는 인지기능 및 신체적 기능에 문제가 생겨 일상생활에서 다른 사람의 도움을 받으므로 위험하지 않은 범위 내에서 안전하게 도구를 사용하도록 자극한다. 남아 있는 기능을 유지하려면 다양한 자극이 필요하다. 예: 시장보기, 대바늘로 수세미 뜨개질하기, 바느질 공예, 요리 프로그램 등

3회기 향기 주머니 만들기 Ⅰ·Ⅱ (소요 시간: 60분)

활동 목적

감각 자극(시각, 촉각, 후각)을 강화하고 소근육 운동을 하며 눈과 손의 협응력과 주의집중력을 향상한다. 시공간 능력과 도구적 일상생활 기능을 유지하거나 향상한다. 창조적 표현 능력을 향상한다.

기대 효과

향기 주머니를 만들어 좋은 기분을 느끼고 자신이 사용하거나 선물함으로써 성취감과 자기 효능감을 높일 수 있다.

준비물

기본 준비물(연필, 지우개, 샘플, 감정일기 활동지, 달력, 주제와 관련된 사진 자료 등), 타공지(정사각형 샘플 1장, 샘플보다 약간 큰 다른 타공지 1장), 포푸리, 가위, 목공풀, 양면테이프, 꾸미기 재료(작고 색이 다양한 모루, 구슬, 리본 등), 송곳, 색실

활동 내용

(1) 도입(10분): 지남력 훈련 및 현실 인식 훈련, 감정일기 쓰기

(2) 이완과 신체활동(5분): 관절가동운동(ROM 댄스)

(3) 메타인지교실 및 이야기 주머니(10분): 이야기 심상·회상요법 또는 메타인지교실

   ① 메타인지교실 또는 인지 전략 기법 건망증 뛰어넘기 단계를 큰 소리로 함께 복창한다.

   ② 오늘의 주제를 소개한다. 예: "오늘 주제는 '향기'입니다."

   ③ 참여자들은 향기(냄새)에 관해 떠올리고, 자신은 어떤 향기가 좋거나 싫은지 그 이유와 경험에 관해 이야기한다.

   ④ 치매 고위험군이나 경증 치매군 참여자들과는 주제에 관한 몇 가지 단어를 포함하여 이야기를 만들고, 3~5회 반복하여 말한 후 기억하게 한다.

     ※ 예시-선택 단어: 냄새, 된장, 안방, 남편, 쑥

     이야기 만들기: <u>안방</u>에 걸어둔 <u>남편</u> 옷에서 나는 <u>된장</u> <u>냄새</u>를 없애려고 <u>쑥</u> 향기를 피웠더니 매캐하다.

     ※ 주의: ④번 '이야기 만들기'는 중기 이후의 치매 환자에게는 적용하지 않으며, 참여자 그룹의 기능에 따라 단어의 개수, 단어 간의 연상 및 상관관계를 조정하여 난이도를 조정한다.

(4) 통합인지재활 프로그램(30~35분): 주요 활동 프로그램

   ① 오늘의 활동을 소개하고(예: "오늘은 향기 주머니 만들기를 하겠습니다") 활동 목적과 효과를 간단히 설명하여 활동에 대한 동기를 부여한다.

   ② 진행자가 감정일기 쓰는 방법을 간단히 설명한다. 참여자들은 감정일기를 쓰고, 일기를 다 쓰면 오늘 기분이 어떤지 간단히 말하고, 일기를 파일에 정리한다.

   ③ 진행자가 활동 재료를 나누어주고 주의 사항을 이야기한다.

   ④ 샘플 타공지 1장을 찾아 만진 후 타공지의 느낌을 말하고, 구멍을 눈에 대어 주변을 살펴보고, 봉투에 담아놓은 포푸리를 만져보고 향기를 맡으며 이 포푸리는 무엇으로 만들었고 어떤 향기가 나는지 느낌을 이야기한다.

⑤ 크기가 다른 타공지를 샘플 타공지와 같은 크기의 정사각형으로 맞춰 가위로 자른다.

⑥ 진행자의 시범을 보며 정사각형 타공지를 삼각뿔 모양으로 접는다.

⑦ 완성된 삼각뿔 주머니 속에 포푸리를 적당히 담은 후 삼각뿔 주머니의 벌어진 부분을 목공풀이나 양면테이프로 붙인다.

⑧ 완성한 삼각뿔 2개 또는 4개를 붙여서 입체 다이아몬드형 또는 다른 모양으로 완성한다.

⑨ 모양을 완성하면 그 윗부분에 송곳으로 구멍을 뚫고 예쁜 색실을 끼워 넣은 후 고리를 만든다.

⑩ 완성한 향기 주머니를 여러 가지 꾸미기 재료(작고 색이 다양한 모루, 구슬, 리본 등)로 예쁘게 꾸민다.

(5) 이완 및 피드백(5분): 정리 및 마음 나누기

① 활동한 후 참여자가 스스로 정리할 수 있도록 돕는다. 활동을 정리하는 동안 앞서 '메타인지교실 및 이야기 주머니'에서 만들었던 이야기를 다 함께 기억하도록 하고 다시 한 번 이야기를 큰 소리로 말한다.

② 오늘 완성한 향기 주머니를 보니 어떤 느낌이 드는지, 다른 사람의 향기 주머니는 어떤 느낌인지 이야기하며 서로 칭찬을 하고, 이 향기 주머니를 어떻게 사용할지 이야기한다.

③ 진행자는 오늘의 주요 활동 과정에서 나타난 참여자들의 긍정적인 변화를 칭찬하고, 다음 시간에 대해 간단히 공지한 후 마무리 인사를 한다.

활동 난이도

낮음	높음
• 타공지 삼각뿔 2개 접기 • 미리 잘라놓은 정사각형 타공지를 제공받아 활동	• 타공지 삼각뿔 4개 접기

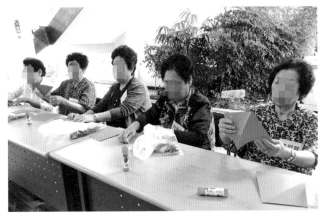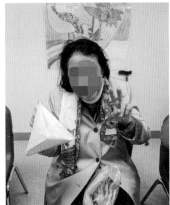

향기 주머니 만들기 활동

진행자 역할

① 참여자들이 주제에 관한 경험을 말할 기회를 공평하게 부여한다.

② 참여자들이 어떻게 해야 할지 모르면 샘플을 보여주고, 집중하지 못하면 개별적으로 다시 시연하여 스스로 활동할 수 있도록 자극한다.

③ 타공지의 모양과 크기가 같도록 주의한다. 종이를 잘 접어야 완성된 모양이 예쁘므로 각 모양이 잘 접히도록 돕는다. 목공풀이 마르기 전에 삼각뿔을 붙이는 과정에서 실수하는지 확인하고 참여자가 원하면 교정을 도와준다.

※ 목공풀은 일반 풀보다 늦게 마른다. 목공풀은 흰색이지만 마르면 투명해지므로 풀이 마르기 전에 잘못된 모양을 교정할 수 있다.

④ 창조적 활동에 익숙하지 않은 참여자들은 색상 선택이나 꾸미는 작업을 힘들어하므로 샘플을 보여주거나 적절한 색을 선택하도록 돕고 활동을 마칠 수 있도록 지지해준다.

⑤ 참여자가 완성품에 대해 거부감을 나타내면 약간 도와주며 작품을 개선한다. 그리고 완성보다는 활동을 끝까지 마치는 과정이 더 중요함을 알려줌으로써 참여자가 자기 효능감과 성취감을 경험하도록 돕는다.

주의 사항

① 옷과 손 등에 목공풀이 묻을 수 있으므로 물티슈를 준비한다.

② 구멍을 뚫을 때 송곳에 찔리지 않도록 주의하고, 만약의 상황에 대비하여 간단한
응급약품을 준비한다.

프로그램 시간이 예상보다 길어지는 경우

• 진행자는 참여자의 기능에 맞도록 프로그램 진행 시간과 난이도 및 절차를 조절해야 한다. 조정
하는 과정에서 약속된 시간을 초과할 것 같으면 상황에 알맞게 활동 과정을 나누고 다음 시간에
활동을 연결하여 실시한다.

• 결과물을 완성하기 위해 참여자를 힘들게 하지 않아야 한다. 프로그램의 목적은 결과물 완성이
아니라 참여자 스스로 참여하여 경험하는 과정임을 잊지 말아야 한다.

4회기 호떡 만들기(소요 시간: 60분)

활동 목적

감각 자극(시각, 촉각, 후각, 미각)을 경험하고 소근육 운동을 함으로써 눈과 손의 협응력
과 주의집중력을 향상한다. 도구적 일상생활 기능을 유지하거나 향상하고, 다른 사람
들과 긍정적 상호작용을 한다.

기대 효과

호떡을 만들어 먹음으로써 좋은 기분을 느끼고, 자신이 직접 요리한 음식을 나누어 먹
으며 성취감과 자기 효능감을 증진하고 긍정적 상호작용을 촉진한다.

준비물

기본 준비물(연필, 지우개, 샘플, 감정일기 활동지, 달력, 주제와 관련된 사진 자료 등), 호떡 믹스, 견과류(호박씨, 호두, 해바라기씨, 아몬드 등), 기름, 뒤집개, 전기 팬, 종이컵, 신문, 그릇(준비 접시, 완성 접시, 믹싱 볼 등), 숟가락, 위생장갑, 키친타올, 물티슈

활동 내용

(1) 도입(10분): 지남력 훈련 및 현실 인식 훈련, 감정일기 쓰기

(2) 이완과 신체활동(5분): 관절가동운동(ROM 댄스)

(3) 메타인지교실 및 이야기 주머니(10분): 이야기 심상·회상요법 또는 메타인지교실

　① 메타인지교실 또는 인지 전략 기법 건망증 뛰어넘기 단계를 큰 소리로 함께 복창한다.

　② 오늘의 주제를 소개한다. 예: "오늘 주제는 '호떡'입니다."

　③ 참여자들은 호떡을 떠올린 후 호떡의 맛과 내용물, 관련 경험 등에 대해 이야기를 나눈다.

　④ 치매 고위험군이나 경증 치매군 참여자들과는 주제에 관한 몇 가지 단어를 포함하여 이야기를 만들고, 3~5회 반복하여 말한 후 기억하게 한다.

　　※ 예시-선택 단어: 호떡, 엄마, 동생, 장날, 꿀맛

　　　이야기 만들기: <u>엄마</u>가 <u>장날</u>에 시장에 가서 <u>호떡</u>을 사 왔는데 <u>동생</u>이랑 같이 먹었더니 <u>꿀맛</u>이다.

　　※ 주의: ④번 '이야기 만들기'는 중기 이후의 치매 환자에게는 적용하지 않으며, 참여자 그룹의 기능에 따라 단어의 개수, 단어 간의 연상 및 상관관계를 조정하여 난이도를 조정한다.

(4) 통합 인지 재활프로그램(30~35분): 주요 활동 프로그램

　① 진행자는 오늘의 활동을 소개하고(예: "오늘은 호떡 만들기를 하겠습니다") 활동 목적과 효과를 간단히 설명하여 활동에 대한 동기를 부여한다.

　② 진행자는 감정일기 쓰는 방법을 간단히 설명한다. 참여자들은 감정일기를 쓰고,

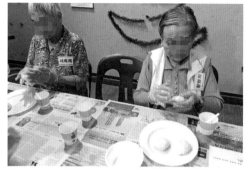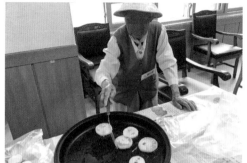

호떡 만들기 활동

일기를 다 쓰면 오늘 기분이 어떤지 간단히 말하고, 일기를 파일에 정리한다.

③ 진행자는 활동 재료를 나누어주고 주의 사항을 이야기한다.

④ 음식을 만들기 전에 손 위생에 신경 쓴다. 손을 씻을 물이 없으면 물티슈로 손을 닦은 후 활동을 시작한다.

⑤ 호떡 재료들을 맛본 후 그 이름들을 말하며 맛이 어떤지 이야기한다.

⑥ 견과류 중 입자가 굵은 아몬드는 절구에 으깨어 나누고, 호두는 참여자들이 손으로 작게 부수어 설탕과 섞는다.

⑦ 진행자는 참여자들이 견과류를 부수어 섞는 동안 호떡 믹스를 반죽하여 미리 준비한 그릇에 나누어 담아 참여자들에게 나누어주고, 전기 팬을 예열한다.

⑧ 참여자들은 호떡 반죽에 견과류와 설탕을 섞은 소를 넣고 호떡 모양을 만든다.

⑨ 호떡을 만들면 노릇노릇하게 구워서 예쁜 접시에 담는다.

⑩ 완성된 호떡을 함께 나눠 먹는다.

(5) 이완 및 피드백(5분): 정리 및 마음 나누기

① 활동한 후 참여자가 스스로 정리할 수 있도록 돕는다. 활동을 정리하는 동안 앞서 '메타인지교실 및 이야기 주머니'에서 만들었던 이야기를 다 함께 기억하도록 하고 다시 한 번 이야기를 큰 소리로 말한다.

② 오늘 완성한 호떡은 어떤 맛인지, 오늘 활동에서 좋았던 점과 아쉬웠던 점은 무

엇인지 이야기한다.

③ 오늘 주요 활동 과정에서 나타난 참여자들의 긍정적 변화를 칭찬하고, 다음 시간에 대해 간단히 공지한 후 마무리 인사를 한다.

활동 난이도

낮음	높음
• 호떡을 크게 만들어 개수를 줄이기 • 도움을 받아 호떡 굽기	• 호떡을 작게 만들어 개수를 늘리기 • 도움을 받지 않고 호떡 굽기

진행자 역할

① 주제에 대해 참여자들이 경험을 말할 기회를 공평하게 부여한다.

② 참여자가 어떻게 해야 할지 모르면 샘플을 보여주고, 집중하지 못하면 개별적으로 다시 시연하여 스스로 활동할 수 있도록 자극한다.

③ 호떡이 터지지 않도록 반죽 상태와 모양을 살피고 교정을 도와준다.

④ 호떡이 속까지 충분히 익은 후 드시도록 하고, 화상을 입지 않도록 계속 주의를 주며 안전에 최선을 다한다.

⑤ 참여자가 완성품에 대해 거부감을 나타내면 약간의 도움을 제공하여 개선해준다. 완성보다는 활동을 끝까지 마치는 과정이 더 중요함을 알려줌으로써 참여자가 자기 효능감과 성취감을 경험하도록 돕는다.

주의 사항

① 옷과 손 등에 기름이 묻을 수 있으므로 위생장갑과 물티슈를 준비한다.

② 전기 팬에 호떡을 구울 때나 먹을 때 화상을 입지 않도록 주의하고, 만약의 상황에 대비하여 간단한 응급약품을 준비한다.

알아두기-인지 기반 치료 프로그램의 주요 기법

- 기억 전략(Memory strategy): 지각된 정보가 단기 기억에서 장기 기억으로 지속되도록 부호화 (encoding)하는 과정을 강화하는 조직화, 연합화, 시각화 전략 훈련.

- 시간차 회상 훈련(Spaced retrieval): 기억하고자 하는 정보의 회상 간격을 늘려가며 반복적으로 회상함으로써 학습과 정보의 저장을 촉진하는 기법.

- 오류 배제 학습(Errorless learning): 정보를 최초로 학습하는 단계에서 발생할 수 있는 착오를 제거하여 기억의 효율을 증가시키는 기법.

- 점진적 단서 소실(Vanishing cues): 기억하려는 정보에 대해 충분히 단서를 제공하고, 계속 정보를 학습하면서 점차 단서의 일부분을 줄여나가 최종적으로 단서 없이 정보를 기억하도록 하는 방법.

- 추론 훈련(Reasoning training): 일차적 사고와 절차적 사고를 기반으로 재인, 평가, 대안적 해결책의 생성, 의사결정을 증가시키기 위한 목적으로 참여자가 나열된 글자나 숫자 단어 내에서 패턴을 찾고 다음 순서에 어떤 것이 올지 인지할 수 있도록 추론하는 훈련.

- 정보 처리 속도의 훈련(Speed of processing traing): 정신 활동의 유연성을 증진하기 위해 참여자가 좀 더 많은 양의 정보를 좀 더 짧은 시간 내에 처리할 수 있도록 훈련하는 기법.

- 실행 의도 훈련(Implementations): 계획된 행동에 대해 정신적으로 예행연습을 하는 기법.

- 망각 지시(Directed forgetting): 기억의 억제 기제를 통해 의도적으로 망각을 조절할 수 있다고 가정하고 이러한 통제 능력을 훈련하는 기법.

- 현실 지향(Reality orientation): 시간, 장소, 사람에 대한 지남력에 초점을 맞춘 치료로 치료 회기 내에서 오늘의 날짜와 날씨, 뉴스 등을 다루는 기법.

- 회상 치료(Reminiscence therapy): 참여자들에게 생일이나 기념일 등을 떠올려 과거의 사건, 활동, 경험을 기억하게 함으로써 인지적 자극을 제공하는 중재 기법.

- 인정 요법(Validation therapy): 참여자의 주관적 감정에 초점을 맞추어 이를 인정해주고 표현을 격려하는 치료 기법.

- 다감각 자극(Multisensory stimulation): 스노즐렌 요법처럼 치매 환자에게 다양한 자극을 제공하여 치료 효과를 기대하는 치료법.

출처: 대한노인정신의학회, 『노인정신의학』, ㈜엠엘커뮤니케이션(2015)

5회기 컵으로 공 옮기기 게임(소요 시간: 60분)

활동 목적

감각 자극(촉각)을 경험하고 소근육 운동을 함으로써 눈과 손의 협응력과 주의집중력을 향상한다. 순발력 및 조절 능력을 향상하며 다른 사람들과 긍정적으로 상호작용한다.

기대 효과

게임을 하며 기분을 즐겁게 전환하고 주의집중력을 향상하며, 참여자들끼리 친밀감을 높이고 긍정적 상호작용을 할 수 있다.

준비물

기본 준비물(연필, 지우개, 샘플, 감정일기 활동지, 달력, 주제와 관련된 사진 자료 등), 종이컵, 플라스틱 컵, 색깔 공(종이컵에 잘 들어갈 크기의 빨간색, 파란색 볼풀 공), 강화물(사탕 주머니)

활동 내용

(1) 도입(10분): 지남력 훈련 및 현실 인식 훈련, 감정일기 쓰기

(2) 이완과 신체활동(5분): 관절가동운동(ROM 댄스)

(3) 메타인지교실 및 이야기 주머니(10분): 이야기 심상·회상요법 또는 메타인지교실

　① 메타인지교실 또는 인지 전략 기법 건망증 뛰어넘기 단계를 큰 소리로 함께 복창한다.

　② 오늘의 주제를 소개한다. 예: "오늘 주제는 '공'입니다."

　③ 참여자들은 공에 관해 떠올린 후 공의 종류와 모양, 크기, 관련 경험 등을 이야기한다.

　④ 치매 고위험군이나 경증 치매군 참여자들과는 주제에 관한 몇 가지 단어를 포함하여 이야기를 만들고, 3~5회 반복하여 말한 후 기억하게 한다.

※ 예시-선택 단어: 축구공, 월드컵, 박지성, 터미널, 주먹

이야기 만들기: 2002년 월드컵에서 박지성 선수가 주먹을 꼭 쥐고 축구공을 차서 골인시키는 장면을 터미널에서 봤다.

※ 주의: ④번 '이야기 만들기'는 중기 이후의 치매 환자에게는 적용하지 않으며, 참여자 그룹의 기능에 따라 단어의 개수, 단어 간의 연상 및 상관관계를 조정하여 난이도를 조정한다.

(4) 통합 인지 재활 프로그램(30~35분): 주요 활동 프로그램

① 오늘의 활동을 소개하고(예: "오늘은 공 옮기기 게임을 하겠습니다") 활동 목적과 효과를 간단히 설명하여 활동에 대한 동기를 부여한다.

② 진행자는 감정일기 쓰는 방법을 간단히 설명한다. 참여자들은 감정일기를 쓰고, 일기를 다 쓰면 오늘 기분이 어떤지 간단히 말하고, 일기를 파일에 정리한다.

③ 가위바위보로 두 팀(예: 청팀과 홍팀)으로 나눈다.

④ 팀 나누기 규칙에 따라 팀원끼리 자리를 나란히 일자로 재배치한다.

⑤ 진행자는 플라스틱 컵을 나눠준다. 참여자들은 컵을 만졌을 때 느낌이 어떤지 이야기한다.

⑥ 진행자는 주의를 집중시키고 게임 규칙을 설명한다.

※ 규칙: 팀원들이 순서대로 플라스틱 컵으로 공을 옮기며, 진행자에게 공이 빨리 돌아오는 팀이 이긴다. 이때 바닥에 떨어진 공은 주워서 그대로 진행한다. 공이 바닥에 떨어져 줍는 경우 외에는 손으로 만질 수 없고, 게임 중간에 공을 손으로 만져 옮긴 경우에는 처음부터 다시 시작한다.

⑦ 첫 번째 게임에서는 플라스틱 컵으로 공 옮기기를 진행한다. 연습게임을 한 후 본게임을 시작한다.

⑧ 이후 진행자는 플라스틱 컵을 걷은 후 종이컵을 나누어준다. 참여자들은 종이컵을 만졌을 때 느낌이 어떤지, 플라스틱 컵과는 느낌이 어떻게 다른지 이야기한다.

⑨ 두 번째 게임은 종이컵을 사용하며, 컵을 똑바로 세워서 공 옮기기를 진행한다. 역시 연습게임을 한 후 본게임을 시작한다.

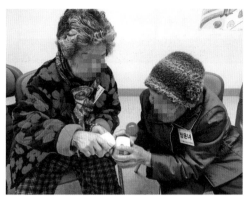
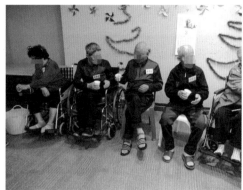

컵으로 공 옮기기 게임

⑩ 세 번째 게임도 종이컵을 사용하며, 종이컵을 뒤집은 후 공 옮기기를 진행한다. 이번에는 연습게임을 하지 않는다.

⑪ 진행자는 세 게임의 승패를 계산하여 이긴 팀에 강화품 사탕 주머니를 선물로 준다. 이긴 팀의 대표 참여자가 사탕을 모든 참가자에게 나누어준다.

(5) 이완 및 피드백(5분): 정리 및 마음 나누기

① 활동한 후 참여자가 스스로 정리할 수 있도록 돕는다. 활동을 정리하는 동안 앞서 '메타인지교실 및 이야기 주머니'에서 만들었던 이야기를 다 함께 기억하도록 하고 다시 한 번 이야기를 큰 소리로 말한다.

② 오늘 게임 경험이 어땠는지 이야기하고, 이긴 팀에는 축하를 해준다. 진 팀은 각자 가슴을 가볍게 손으로 두드리며 "괜찮아~ 다음에 또 이기면 되지~"라고 말하며 위로하는 한편 최선을 다한 것에 박수를 보낸다.

③ 진행자는 오늘의 주요 활동 과정에서 나타난 참여자들의 긍정적 변화를 칭찬하고 다음 시간에 대해 간단히 공지한 후 마무리 인사를 한다.

활동 난이도

낮음	중간	높음
• 종이컵을 뒤집지 않는다. • 컵을 똑바로 세워서 공을 옮긴다. (플라스틱 컵→종이컵)	• 2명당 1명이 종이컵을 거꾸로 세워서 공을 옮긴다. (종이컵 똑바로 세우기→종이컵 뒤집기→종이컵 똑바로 세우기→반복)	• 팀원 모두가 종이컵을 거꾸로 세워서 공을 옮긴다.

※ 플라스틱 컵으로 공을 옮기는 것보다 종이컵으로 옮기는 것이 더 어렵다. 게임에 집중하면 손의 악력이 강해지는데, 플라스틱 컵은 악력의 영향을 받지 않아 공을 옮기기 쉽다. 그러나 종이컵은 손의 악력을 조절해야 한다. 종이컵으로 공을 옮길 때 악력이 강해져서 세게 쥐면 공이 컵 안에 끼어서 옮기기 힘들다.

진행자 역할

① 참여자들이 주제에 대한 경험을 말할 기회를 공평하게 부여한다.

② 기능 정도에 따라 참여자들이 골고루 섞이도록 팀원을 조정하고, 게임 규칙을 이해할 수 있도록 연습게임을 한다.

③ 진행자는 참여자들과 함께하는 활동을 진심으로 즐겨야 한다.

④ 두 팀의 팀원 수가 다른 경우 보조 진행자를 활용할 수 있다.

⑤ 게임은 승리가 목적이 아님을 계속 알리고, 이기는 것보다 활동에 끝까지 참여하는 과정이 더 중요함을 강조하며 참여자들의 참여 과정을 지지해준다.

주의 사항

① 가능한 한 두 팀의 기능 정도가 비슷하도록 조정한다. 친한 참여자들끼리만 뭉치지 않도록 유의하고, 참가자들이 각 팀에 골고루 섞이도록 팀을 분배하는 다양한 방법을 활용하며 팀원들의 수준을 조정한다.

② 두 팀의 팀원 수가 다르면 보조 진행자를 활용할 수 있다. 보조 진행자가 게임에 참여하는 경우 적절한 핸디캡을 부여하여 어르신 그룹과 기능의 정도를 맞춘다.

③ 이 게임은 참여하는 데 목적이 있으나 게임 후 승패에 따라 참여자들의 기분이 변화할 수 있다.

④ 순발력이 느린 참여자나 진 팀의 팀원들을 충분히 격려하고 칭찬하여 좌절감을 느끼지 않게 해야 한다. 다음에 또 기회가 있음을 알려 희망적인 도전 의식을 가지도록 돕는다.

TIP **이야기 심상·회상요법 및 메타인지교실 활용**
- 이야기 심상·회상요법을 활용할 때는 진행자가 중심이 된 강의식 교육을 피한다. 참여자들이 이야기 만드는 것을 힘들어 하면 이야기를 만들 단어의 수를 줄이거나, 유명한 사진이나 계절에 관한 사진(음식, 과일, 나물, 행사, 절기 등)을 제시하고 이에 관해 회상하는 이야기 활동으로 바꾼다.
- 치매 환자를 위한 메타인지교실은 오류 배제 학습, 점진적 단서 소실법, 시간차회상 훈련법, 현실 감각 훈련 등의 인지훈련 기법을 활용한다.

6회기 연지 찍고~ 곤지 찍고~(소요 시간: 60분) - '결혼식' 회상

활동 목적

회상을 자극하고 주의집중력을 향상한다. 도구적 일상생활 기능을 유지하거나 향상하고, 긍정적인 상호작용을 한다.

기대 효과

설렘 속에서 연지 찍고 곤지 찍었던 결혼식을 회상하며 좋은 기분을 느끼고, 한복과 족두리, 사모를 착용하여 예전의 젊은 시절로 돌아가는 기분을 경험하며, 참여자들 간의 긍정적 상호작용을 촉진한다.

준비물

기본 준비물(연필, 지우개, 샘플, 감정일기 활동지, 달력, 주제와 관련된 사진 자료 등), 한복, 족두리, 사모 등

활동 내용

(1) 도입(10분): 지남력 훈련 및 현실 인식 훈련, 감정일기 쓰기

(2) 이완과 신체활동(5분): 관절가동운동(ROM 댄스)

(3) 메타인지교실 및 이야기 주머니(10분): 이야기 심상·회상요법 또는 메타인지교실

　① 메타인지교실 또는 인지 전략 기법 건망증 뛰어넘기 단계를 큰 소리로 함께 복창한다.

　② 오늘의 주제를 소개한다. 예: "오늘 주제는 '결혼식'입니다."

　③ 참여자들이 자신의 결혼식을 회상하고, 관련 경험을 이야기한다.

　④ 주제와 관련된 몇 가지 단어를 포함하여 이야기를 만들고, 3~5회 반복하여 말한 후 기억하게 한다.

　　※ 예시-선택 단어: 가마, 마을, 어머니, 요강, 족두리

　　이야기 만들기: 결혼식날 족두리를 쓰고, 어머니가 주신 요강을 가마에 싣고 고향 마을을 떠나 시집을 갔다.

(4) 통합인지재활 프로그램(30~35분): 주요 활동 프로그램

　① 오늘의 활동을 소개하고(예: "오늘은 '연지 찍고 곤지 찍고' 하겠습니다") 활동 목적과 효과를 간단히 설명하여 활동에 대한 동기를 부여한다.

　② 진행자가 감정일기 쓰는 방법을 간단히 설명한다. 참여자들은 감정일기를 쓰고, 일기를 다 쓰면 오늘 기분이 어떤지 간단히 말하고, 일기를 파일에 정리한다.

　③ 진행자는 활동 재료를 나눠주고 주의 사항을 이야기한다.

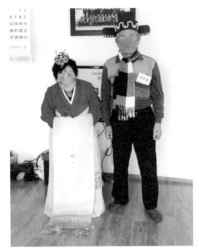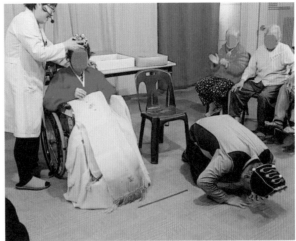

전통 결혼식 활동

④ 연지와 곤지가 무엇인지, 어디에 어떻게 붙이는지 이야기한다.

⑤ 빨간 스티커를 나누어주고 연지 곤지를 옆 사람에게 붙여주도록 한다.

⑥ 연지 곤지를 붙인 얼굴이 어떤지 서로 보면서 이야기한다.

⑦ 족두리와 한복을 착용하고 사모를 쓴 새신랑과 함께 사진도 찍고 인사를 한다. 사진을 찍지 않는 참여자는 모두 하객으로 축하해주는 역할을 한다.

(5) 이완 및 피드백(5분): 정리 및 마음 나누기

① 활동한 후 참여자가 스스로 정리할 수 있도록 돕는다. 활동을 정리하는 동안 앞서 '메타인지교실 및 이야기 주머니'에서 만들었던 이야기를 다 함께 기억하도록 하고 다시 한 번 이야기를 큰 소리로 말한다.

② 오늘 연지 곤지를 찍으면서 어떤 느낌이 들었는지, 그리고 다른 사람들은 어떤 모습, 어떤 느낌이었는지 이야기하며 서로를 칭찬해준다.

③ 진행자는 오늘 주요 활동 과정에서 나타난 참여자들의 긍정적인 변화를 칭찬하고 다음 시간에 대해 간단히 공지한 후 마무리 인사를 한다.

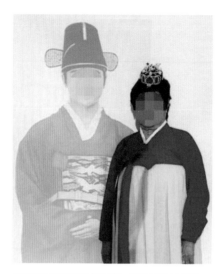

새신랑의 이미지와 함께하는 전통 결혼식 활동

활동 난이도

낮음	높음
• 대표 참여자만 한복 입고 사진을 찍고, 다른 참여자들은 하객 역할을 한다.	• 모든 참여자가 한복을 입고 신랑 신부와 하객 역할을 경험한다.

진행자 역할

① 참여자들이 주제에 대한 경험을 말할 기회를 공평하게 부여한다.

② 참여자가 소극적일 경우 활동에서 소외되지 않도록 지지하고 활동에 더 참여할 수 있도록 격려하고 배려한다.

③ 한복을 안전하게 착용하도록 돕는다.

④ 참여자가 한복의 옷고름을 맬 수 있으면 돕지 않고, 기억하지 못하면 최소한의 도움을 제공하여 참여자가 자기 효능감과 성취감을 경험하게 한다.

⑥ 오늘의 활동이 참여자 모두에게 즐거운 추억이 되도록 돕는다.

주의 사항

① 한복을 입고 벗을 때 치마에 끌려 낙상하지 않도록 주의한다.

② 참여자들이 모두 여성인 경우에는 새신랑의 이미지를 빔 프로젝트에 띄우고 마음에 드는 새신랑을 골라 함께 사진을 찍도록 도와준다.

TIP **'물종이 떼어내기' 게임-'연지 찍고~ 곤지 찍고~'와 연결하면 좋은 게임**

얼굴근육을 쓰는 게임이며, 개인이나 팀 모두 할 수 있다.

① 먼저 가볍게 여러 표정을 지으며 얼굴근육을 푼다.

② 길게 자른 종이를 물에 담갔다가 연지 곤지처럼 얼굴에 붙인다.

③ 손을 사용하지 않고 입김을 불거나 얼굴근육을 움직여 젖은 종이를 떼어낸다.

④ 종이가 잘 떼어지지 않는 경우 참여자들끼리 도와주고 함께 웃으면 친밀감이 향상된다.

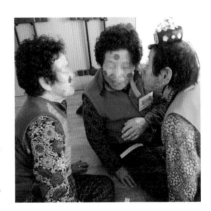

7회기 색깔 카드 뒤집기 게임(소요 시간: 60분)

활동 목적

색깔을 인지하여 전두엽을 자극한다. 소근육과 대근육을 운동하며 눈과 손의 협응력, 주의집중력을 향상한다. 순발력과 조절 능력을 향상하고 긍정적인 상호작용을 한다.

기대 효과

게임을 하며 기분을 즐겁게 하고 주의집중력을 향상하며, 참여자끼리 친밀감을 높이고 긍정적 상호작용을 한다.

준비물

기본 준비물(연필, 지우개, 샘플, 감정일기 활동지, 달력, 주제와 관련된 사진 자료 등), 색깔 카드(코팅한 파란색·빨간색 색종이), 색깔 있는 공, 강화물(사탕 주머니)

활동 내용

(1) 도입(10분): 지남력 훈련 및 현실 인식 훈련, 감정일기 쓰기

(2) 이완과 신체활동(5분): 관절가동운동(ROM 댄스)

(3) 메타인지교실 및 이야기 주머니(10분): 이야기 심상·회상요법 또는 메타인지교실

　① 메타인지교실 또는 인지 전략 기법 건망증 뛰어넘기 단계를 큰 소리로 함께 복창한다.

　② 진행자는 오늘의 주제를 소개한다. 예: "오늘의 주제는 '색깔'입니다."

　③ 참여자들이 여러 가지 색깔을 떠올리며 자신이 어떤 색을 좋아하고 싫어하는지, 그 이유는 무엇인지, 색에 관한 재미있는 경험들이 있는지 이야기하게 한다.

　④ 주제와 관련된 몇 가지 단어를 포함하여 이야기를 만들고, 3~5회 반복하여 말한 후 기억하게 한다.

　　　※ 예시-선택 단어: 치마, 장화, 빨강, 모자, 119

　　　　이야기 만들기: <u>치마</u>도 <u>장화</u>도 <u>모자</u>도 좋아하는 <u>빨강</u>을 입었더니 <u>119</u> 소방관 같다.

(4) 통합인지재활 프로그램(30~35분): 주요 활동 프로그램

　① 오늘의 활동을 소개하고(예: "오늘은 색깔 카드 뒤집기 게임을 하겠습니다") 활동 목적과 기대되는 효과를 간단히 설명하여 활동에 대한 동기를 부여한다.

　② 진행자가 감정일기 쓰는 방법을 간단히 설명한다. 참여자들은 감정일기를 쓰고, 일기를 다 쓰면 오늘 기분이 어떤지 간단히 말하고, 일기를 파일에 정리한다.

　③ 참여자들을 두 팀(예: 청팀, 홍팀)으로 나눈다.

　④ 팀 나누기 규칙에 따라 팀원끼리 자리를 나란히 일자로 재배치한다.

　⑤ 진행자는 참여자들이 자신의 팀 이름을 기억하게 한다.

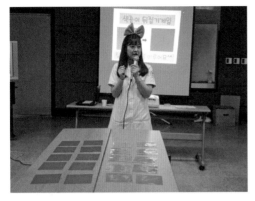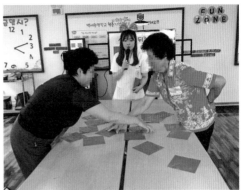

색깔 카드 뒤집기 게임

⑥ 진행자가 주의를 집중시키고 게임의 규칙을 설명한다.

※ 규칙: 자기 팀의 색을 잘 기억했다가 한 손만 사용하여 15초간 색카드를 뒤집는다. 자기 팀의 색카드가 많은 팀이 이기며, 팀원 전체의 승패를 합계하여 이긴 팀을 선정한다. 색카드를 손으로 누르거나 상대방이 넘기지 못하도록 모아놓거나 방해하면 반칙이며, 책상 아래로 떨어진 카드는 줍지 않는다.

⑦ 게임을 시작하기 전에 진행자와 보조 진행자가 게임 방법을 간단한 설명하며 시범을 보인다.

⑧ 첫 게임은 각 팀에서 1명씩 나와 마주보고 진행하며, 두 번째 게임은 팀원 여러 명(상황에 따라 2~4명)이 함께 책상 주위를 둘러싸고 진행한다.

⑨ 진행자가 게임의 승패를 정하고 이긴 팀에 강화물 사탕 주머니를 선물한다. 이긴 팀의 대표 참여자가 모든 참가자에게 사탕을 나누어준다.

(5) 이완 및 피드백(5분): 정리 및 마음 나누기

① 활동한 후 참여자가 스스로 정리할 수 있도록 돕는다. 활동을 정리하는 동안 앞서 '메타인지교실 및 이야기 주머니'에서 만들었던 이야기를 다 함께 기억하도록 하고 다시 한 번 이야기를 큰 소리로 말한다.

② 서로 오늘 게임 경험이 어땠는지 이야기하고, 이긴 팀에는 축하를 해준다. 진 팀

은 각자 가슴을 가볍게 손으로 두드리며 "괜찮아~ 다음에 또 이기면 되지~"라고 말하며 위로하고, 최선을 다한 것에 대해 박수를 보낸다.
③ 진행자는 오늘 주요 활동 과정에서 나타난 참여자들의 긍정적 변화를 칭찬하고, 다음 시간에 대해 간단히 공지한 후 마무리 인사를 한다.

활동 난이도

낮음	중간	높음
• 색카드 개수를 조절한다. (8개 이하) • 양손을 사용한다.	• 색카드 개수를 조절한다. (8~10개) • 추가로 한 손만 사용한다.	• 색카드 개수를 조절하지 않는다.(10개 이상) • 추가로 한 손만 사용한다.

진행자 역할

① 참여자들이 주제에 관한 경험을 말할 기회를 공평하게 부여한다.
② 참여자들이 기능 정도에 따라 골고루 섞이도록 팀을 조정하고, 팀원 수가 맞지 않으면 보조 진행자를 활용한다.
③ 매 게임을 시작하기 전에 참여자의 팀 색깔을 확인해주고 게임 규칙을 다시 설명한다.
④ 진행자는 참여자들과 함께하는 활동을 진심으로 즐겨야 한다.
⑤ 활동 도중 이 게임은 승리에 목적이 있는 것이 아님을 계속 알린다. 이기는 것보다는 활동에 끝까지 참여하는 과정이 더 중요함을 강조하며, 참여자들의 참여 과정을 지지한다.

주의 사항

① 두 팀의 기능 정도가 비슷하도록 조정하고, 서로 가까운 참여자들끼리만 뭉치지 않도록 유의한다. 참가자들이 골고루 섞이도록 팀을 나누는 다양한 방법을 사용하여 팀원들의 수준을 조정한다.

② 두 팀의 팀원 수가 다르면 보조 진행자를 활용할 수 있다. 보조 진행자가 게임에 참여할 경우 적절한 핸디캡을 부여하여 어르신 그룹과의 기능 정도를 조절한다.

③ 게임 활동의 목적은 이기는 것이 아니라 참여하는 과정에 있다. 그러나 게임 후 승패에 따라 참여자들의 기분이 변할 수 있다.

④ 순발력이 느린 참여자나 진 팀을 충분히 격려하고 칭찬하여 좌절감을 느끼지 않도록 해야 한다. 다음에 또 기회가 있음을 알려 희망적인 도전 의식을 갖도록 돕는다.

TIP **색깔공 돌리기-팀 나누기에 관한 응용 기법**

치료 레크리에이션 프로그램을 응용할 때 참여자의 기능에 따라 두 팀 또는 여러 팀으로 그룹을 나눌 수 있다. 팀을 나누는 방법 중 가장 쉬운 것은 '가위바위보'이지만, 시간이 넉넉한 경우 '색깔공 돌리기' 방법을 활용하면 재미를 더할 수 있다.

① 참여자들이 둥글게 모여앉아 "하나"에 오른손으로 자신의 왼손바닥을 치고, "둘" 하면 오른쪽 사람의 왼손바닥을 치는 것을 반복한다.

② 참여자들이 박자에 익숙해지면 진행자는 색깔공을 중간중간 나누어주어 반시계방향으로 공 돌리기를 한다.

③ 짧은 동요(예: 그대로 멈춰라)를 부르다가 노래가 멈추었을 때 공을 가진 참여자는 공 색깔을 기억하고 뒤로 물러난다.

④ 남은 참여자들은 다시 둥글게 모여앉아 모두가 팀이 정해질 때까지 공 돌리기를 한다.

⑤ 이때 진행자는 박자를 잘 맞추지 못하는 대상자가 소외되지 않도록 배려하면서 모두 함께 협동하는 데 의미를 부여해준다.

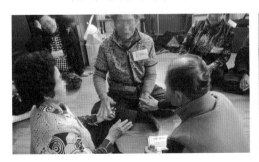 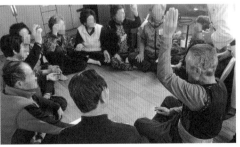

8회기 오재미 던져 페트병 넘기기 게임(소요 시간: 60분)

활동 목적

회상과 감각(청각, 촉각)을 자극한다. 대근육과 소근육을 운동하며 눈과 손의 협응력, 주의집중력을 향상한다. 조절 능력을 향상하고 긍정적인 상호작용을 한다.

기대 효과

게임을 하면서 기분을 즐겁게 하고 조절 능력과 집중력을 향상하며, 스트레스를 해소하고 참여자들끼리 친밀감을 높이며 긍정적인 상호작용을 할 수 있다.

준비물

기본 준비물(연필, 지우개, 샘플, 감정일기 활동지, 달력, 주제와 관련된 사진 자료 등), 오재미, 페트병, 종이 박스, 강화물(사탕 주머니)

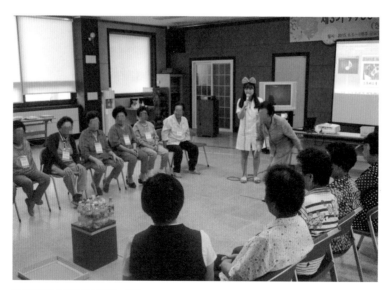

오재미 던져 페트병 넘기기 게임

활동 내용

(1) 도입(10분): 지남력 훈련 및 현실 인식 훈련, 감정일기 쓰기

(2) 이완과 신체활동(5분): 관절가동운동(ROM 댄스)

(3) 메타인지교실 및 이야기 주머니(10분): 이야기 심상·회상요법 또는 메타인지교실

　① 메타인지교실 또는 인지 전략 기법 건망증 뛰어넘기 단계를 큰 소리로 함께 복창한다.

　② 오늘의 주제를 소개한다. 예: "오늘 주제는 '오재미'입니다."

　③ 참여자들이 오재미에 대해 떠올리고, 이것을 어떻게 만드는지, 속의 재료에는 어떤 것들이 있는지, 모양과 크기가 어떤지, 관련된 경험들이 있는지를 이야기하도록 한다.

　④ 주제와 관련된 몇 가지 단어를 포함하여 이야기를 만들고, 3~5회 반복하여 말한 후 기억하게 한다.

　　※ 예시-선택 단어: 오재미, 운동회, 할머니, 손자, 김밥

　　이야기 만들기: <u>운동회</u>에서 <u>오재미</u>를 던졌더니 점심시간이 되어서 <u>할머니</u>랑 <u>손자</u>가 맛있게 <u>김밥</u>을 먹었다.

(4) 통합인지재활 프로그램(30~35분): 주요 활동 프로그램

　① 오늘의 활동을 소개하고(예: "오늘은 오재미 던지기 게임을 하겠습니다") 활동 목적과 효과를 간단히 설명하여 활동에 대한 동기를 부여한다.

　② 진행자가 감정일기 쓰는 방법을 간단히 설명한다. 참여자들은 감정일기를 쓰고, 일기를 다 쓰면 오늘 기분이 어떤지 간단히 말하고, 일기를 파일에 정리한다.

　③ 가위바위보로 두 팀(예: 청팀, 홍팀)으로 나눈다.

　④ 팀 나누기 규칙에 따라 팀원끼리 자리를 나란히 일자로 재배치한다.

　⑤ 진행자가 오재미를 나누어주면 참여자들은 이를 만지며 촉감이 어떤지, 속에 무엇이 들어 있는지 이야기한다.

　⑥ 진행자가 주의를 집중시키고 게임의 규칙을 설명한다.

※ 규칙: 오재미는 1인당 상황에 따라 3개를 나누어주며, 오재미를 던져 넘어진 페트병 1개 당 10점으로 채점한다. 전체 팀원이 넘어뜨린 페트병으로 점수를 합산하여 승자와 패자를 정한다. 페트병이 모두 쓰러진 경우 오재미를 던진 횟수에 따라 가산점이 있다. 첫 번째 던진 오재미에 모든 페트병이 쓰러지면 200점을 가산하고, 두 번째 던진 오재미에 모든 페트병이 쓰러진 경우는 100점을 가산한다. 세 번째 던진 오재미에 모든 페트병이 쓰러지면 가산점 없이 쓰러진 개수만 점수로 합산한다.

※ 참여자의 기능 상태와 프로그램 운영 상황에 따라 진행자가 오재미의 수와 채점 방식을 바꿀 수 있다.

⑦ 진행자가 먼저 시범을 보이며 다시 한 번 설명한 후 게임을 진행한다.

⑧ 진행자가 게임의 점수를 합산하여 승패를 정하고 이긴 팀에 강화물인 사탕 주머니를 선물로 준다. 이긴 팀의 대표 참여자가 사탕을 모든 참가자에게 나누어준다.

(5) 이완 및 피드백(5분): 정리 및 마음 나누기

① 활동한 후 참여자가 스스로 정리할 수 있도록 돕는다. 활동을 정리하는 동안 앞서 '메타인지교실 및 이야기 주머니'에서 만들었던 이야기를 다 함께 기억하도록 하고 다시 한 번 이야기를 큰 소리로 말한다.

② 오늘 게임 경험이 어땠는지 이야기하고 이긴 팀에는 축하를 해준다. 진 팀은 각자 가슴을 가볍게 손으로 두드리며 "괜찮아~ 다음에 또 이기면 되지~"라고 말하며 위로하고 최선을 다한 것에 박수를 보낸다.

③ 진행자는 오늘 주요 활동 과정에서 나타난 참여자들의 긍정적인 변화를 칭찬해주고, 다음 시간에 대해 간단히 공지한 후 마무리 인사를 한다.

활동 난이도

낮음	중간	높음
• 던지는 거리를 더 가깝게 조정한다. • 점수를 진행자가 계산한다.	• 던지는 거리를 조정하지 않는다. • 점수를 진행자가 계산한다.	• 던지는 거리를 조정하지 않는다. • 점수를 대상자 자신이 직접 계산한다.

진행자 역할

① 참여자들이 주제에 대한 경험을 말할 기회를 공평하게 분배한다.

② 기능 정도에 따라 참여자들이 골고루 섞일 수 있도록 팀을 조정하고, 게임 규칙을 이해하도록 연습게임을 한다.

③ 게임할 때 몸의 중심이 틀어져 휘청하면 낙상할 위험이 있으므로 진행자는 항상 참여자 주위에서 관찰하며 위급 시 도와야 한다.

④ 진행자는 참여자와 함께하는 활동을 진심으로 즐겨야 한다.

⑤ 팀원이 맞지 않는 경우 보조 진행자를 활용할 수 있다.

⑥ 활동 중 게임의 목적은 승리가 아님을 계속 알린다. 이기는 것보다 활동에 끝까지 참여하는 과정이 더 중요함을 강조하고, 참여자들의 참여 과정을 지지한다.

주의 사항

① 진행자는 참여자들의 게임 도중 낙상하거나 오재미에 맞지 않도록 하고 사고 예방을 위해 노력한다.

② 가능하면 두 팀의 기능 정도가 비슷하게 조절한다. 서로 가까운 참여자들끼리만 뭉치지 않도록 유의하며, 참여자들이 각 팀에 골고루 섞일 수 있도록 팀을 분배하는 다양한 방법을 사용하여 팀원들의 수준을 조정한다.

③ 두 팀의 팀원 수가 다르면 보조 진행자를 활용할 수 있다. 보조 진행자가 게임에 참여할 경우 적절한 핸디캡을 부여하여 어르신 그룹과의 기능 정도를 조절한다.

④ 게임 활동의 목적은 이기는 것이 아니라 참여하는 과정에 있다. 그러나 게임 후 승패에 따라 참여자들의 기분이 변할 수 있다.

⑤ 순발력이 느린 참여자나 진 팀은 충분히 격려하고 칭찬하여 좌절감을 느끼지 않도록 한다. 다음에 또 기회가 있음을 알려 희망적인 도전 의식을 가지도록 돕는다.

TIP **오재미를 통한 회상요법과 연결 프로그램**

• 오재미를 주제로 한 회상요법

오재미 속은 무엇으로 만들까? 오재미와 관련하여 어린 시절 부른 노래, 놀이, 운동회 등을 이야기하며 오재미를 만지고 관련 사진을 본다. 또한 게임에 사용할 오재미를 앞선 프로그램에서 참여자가 직접 만들면 더 좋다.

• 회상요법 연결 프로그램

오재미 만들기, 오재미 저글링, 크기가 다른 여러 바구니에 던져 넣기, 던지고 받기, 박 터뜨리기, 오재미 피구 등 작업 치료와 치료 레크리에이션 프로그램들을 접목하여 응용할 수 있다.

통합인지재활 프로그램의 응용 사례

치매 환자 대상: 인지재활 프로그램 운영 계획(예시)

보건복지부 선정 치매거점병원 제천시립 청풍호노인사랑병원

백세총명학교 청춘기억발전소 프로그램 운영 계획

입원하지 않은 지역사회 치매 노인을 대상으로 기억력, 집중력 저하가 진행되는 속도를 늦추고 참여자의 잔존 기능을 유지하도록 인지재활 프로그램을 운영하고자 함.

Ⅰ 추진 일정

20○○년 ○~○월

(20○○. ○. ○.~○. ○. / 주 4회(월~목) / ○○:○○~○○:○○시)

Ⅱ 추진 인원

15~20명

Ⅲ 소요 예산

연계 기관 재료비 지원 및 청풍호노인사랑병원 자부담(재료비, 간식비 등)

Ⅳ 프로그램 운영 계획

시간	적용 단계	방법
10분	도입	지남력 훈련 및 현실 감각 훈련, 감정일기 쓰기 및 감정 나누기
5분	이완과 신체활동	ROM 댄스(관절 범위 운동)
5~10분	이야기 주머니	주제 관련 이야기 심상·회상요법
30~35분	통합인지재활 프로그램	인지·기억훈련, 음악·미술·작업·인정·원예치료, 신체활동 및 치료 레크리에이션을 접목한 주요 활동 프로그램
5분	이완 및 피드백	정리 및 마음 나누기

Ⅴ 기대 효과

① 치매 환자의 이상행동 감소 및 잔존 기능 유지

② 치매 환자의 인지기능 유지 및 향상

③ 중증 치매로 이환하는 현상을 지연

Ⅵ 프로그램 세부 일정

① 제목: 백세 총명학교 청춘기억발전소 제○기

② 대상: 치매 노인 15~20명

③ 일시: 20○○. ○. ○.~○. ○. / 주 4회(월~목) / ○○: ○○~○○: ○○

④ 장소: ○○○○○○ 프로그램실

⑤ 세부 내용

구분	월요일	화요일	수요일	목요일
진행 방법	집단작업치료	기억 재활 및 일상생활 기능 재활	시지각·공간 인지치료	치료 레크리에이션
내용	음악·미술·원예· 요리·회상· 작업치료 등	활동지 및 교구 사용 등	칠교, 퍼즐 등	게임, 웃음치료, 치료 레크리에이션 등

⑥ 세부 일정

회기	1회기	2회기	휴강	3회기
날짜	2/27	2/28	3/1	3/2
1주차 프로그램	지남력 향상 활동	지남력 향상 활동	3.1절	지남력 향상 활동
	신체활동(ROM 댄스)	신체활동(ROM 댄스)		신체활동(ROM 댄스)
	현실 인식 훈련	현실 인식 훈련		현실 인식 훈련
	오리엔테이션, 개강식	〈미술·작업치료〉 회상 주제: 삼일절 방법: 3월 달력 만들기(태극기 채색)		〈치매예방게임〉 색깔 공 돌리기와 컵 옮기기
	〈현실 인식 훈련〉 주제: 당신은 누구십니까? 방법: 자기 소개			
	음악 및 신체활동과 마무리	음악 및 신체활동과 마무리		음악 및 신체활동과 마무리

회기	4회기	5회기	6회기	7회기
날짜	3/6	3/7	3/8	3/9
2주차 프로그램	지남력 향상 활동	지남력 향상 활동	지남력 향상 활동	지남력 향상 활동
	신체활동(ROM 댄스)	신체활동(ROM 댄스)	신체활동(ROM 댄스)	신체활동(ROM 댄스)
	현실 인식 훈련	현실 인식 훈련	현실 인식 훈련	현실 인식 훈련
	〈집중력·시지각·공간 훈련〉 주제: 점과 점 잇기 방법: 선 긋기 및 채색	〈집중력 및 범주화〉 주제: 액자 만들기 방법: 자르기, 붙이기, 꾸미기	〈회상-시지각, 공간 훈련〉 회상 주제: 태극기 방법: 퍼즐 맞추기	〈치매예방게임〉 오재미 던지기 I(바구니)
	음악 및 신체활동과 마무리	음악 및 신체활동과 마무리	음악 및 신체활동과 마무리	음악 및 신체활동과 마무리

회기	8회기	9회기	10회기	11회기
날짜	3/13	3/14	3/15	3/16
3주차 프로그램	지남력 향상 활동	지남력 향상 활동	지남력 향상 활동	지남력 향상 활동
	신체활동(ROM 댄스)	신체활동(ROM 댄스)	신체활동(ROM 댄스)	신체활동(ROM 댄스)
	현실 인식 훈련	현실 인식 훈련	현실 인식 훈련	현실 인식 훈련
	〈미술·작업치료〉 회상 주제: 봄 과일 방법: 면봉 채색	〈미술·작업치료〉 회상 주제: 나, 자기 인식 자화상 방법: 찰흙 소조	〈회상-시지각, 공간 훈련〉 회상 주제: 딸기 방법: 퍼즐 맞추기	〈치매예방게임〉 색깔 공 돌리기, 볼링 게임
	음악 및 신체활동과 마무리	음악 및 신체활동과 마무리	음악 및 신체활동과 마무리	음악 및 신체활동과 마무리

회기	12회기	13회기	14회기	15회기
날짜	3/20	3/21	3/22	3/23
4주차 프로그램	지남력 향상 활동	지남력 향상 활동	지남력 향상 활동	지남력 향상 활동
	신체활동(ROM 댄스)	신체활동(ROM 댄스)	신체활동(ROM 댄스)	신체활동(ROM 댄스)
	현실 인식 훈련	현실 인식 훈련	현실 인식 훈련	현실 인식 훈련
	〈미술·작업치료〉 회상 주제: 물고기 방법: 물고기 채색 (게임 도구 만들기)	〈미술·작업치료〉 회상 주제: 물고기 방법: 물고기 채색 (게임 도구 만들기)	〈회상-시지각, 공간 훈련〉 회상 주제: 진달래 방법: 퍼즐 맞추기	〈치매예방게임〉 낚시 게임
	음악 및 신체활동과 마무리	음악 및 신체활동과 마무리	음악 및 신체활동과 마무리	음악 및 신체활동과 마무리

회기	16회기	17회기	18회기	19회기
날짜	3/27	3/28	3/29	3/30
5주차 프로그램	지남력 향상 활동	지남력 향상 활동	지남력 향상 활동	지남력 향상 활동
	신체활동(ROM 댄스)	신체활동(ROM 댄스)	신체활동(ROM 댄스)	신체활동(ROM 댄스)
	현실 인식 훈련	현실 인식 훈련	현실 인식 훈련	현실 인식 훈련
	〈미술·작업치료〉 회상 주제: 제기 차기 방법: 제기 만들기 (게임 도구 만들기)	〈집중력 및 일상생활 훈련〉 주제: 신발 방법: 채색, 끈 매기	〈회상-시지각, 공간 훈련〉 회상 주제: 냉이 방법: 퍼즐 맞추기	〈치매예방게임〉 여러 가지 제기 게임
	음악 및 신체활동과 마무리	음악 및 신체활동과 마무리	음악 및 신체활동과 마무리	음악 및 신체활동과 마무리

회기	20회기	21회기	22회기	23회기
날짜	4/3	4/4	4/5	4/6
6주차 프로그램	지남력 향상 활동	지남력 향상 활동	지남력 향상 활동	지남력 향상 활동
	신체활동(ROM 댄스)	신체활동(ROM 댄스)	신체활동(ROM 댄스)	신체활동(ROM 댄스)
	현실 인식 훈련	현실 인식 훈련	현실 인식 훈련	현실 인식 훈련
	〈지남력 향상·작업치료〉 회상 주제: 벚꽃 방법: 4월 달력 만들기	〈집중력 및 일상생활 훈련〉 주제: 돼지 방법: 바느질	〈회상-시지각, 공간 훈련〉 회상 주제: 벚꽃 방법: 퍼즐 맞추기	〈치매예방게임〉 색깔 공 돌리기, 고리 던지기
	음악 및 신체활동과 마무리	음악 및 신체활동과 마무리	음악 및 신체활동과 마무리	음악 및 신체활동과 마무리

회기	24회기	25회기	26회기	27회기
날짜	4/10	4/11	4/12	4/13
7주차 프로그램	지남력 향상 활동	지남력 향상 활동	지남력 향상 활동	지남력 향상 활동
	신체활동(ROM 댄스)	신체활동(ROM 댄스)	신체활동(ROM 댄스)	신체활동(ROM 댄스)
	현실 인식 훈련	현실 인식 훈련	현실 인식 훈련	현실 인식 훈련
	〈미술·작업치료〉 회상 주제: 베 짜기 방법: 엮기	〈미술·작업치료〉 회상 주제: 좋아하는 것 방법: 콜라주	〈회상-시지각, 공간 훈련〉 회상 주제: 고향 집 방법: 퍼즐 맞추기	〈치매 예방게임〉 색깔 공 돌리기, 색깔 카드 뒤집기
	음악 및 신체활동과 마무리	음악 및 신체활동과 마무리	음악 및 신체활동과 마무리	음악 및 신체활동과 마무리

회기	28회기	29회기	30회기	31회기
날짜	4/17	4/18	4/19	4/20
8주차 프로그램	지남력 향상 활동	지남력 향상 활동	지남력 향상 활동	지남력 향상 활동
	신체활동(ROM 댄스)	신체활동(ROM 댄스)	신체활동(ROM 댄스)	신체활동(ROM 댄스)
	현실 인식 훈련	현실 인식 훈련	현실 인식 훈련	현실 인식 훈련
	〈회상-시지각, 공간 훈련〉 회상 주제: 추억의 놀이 방법: 투호 만들기	〈집중력 및 범주화〉 주제-땅 짐승, 물짐승 방법: 붙이기	〈회상-시지각, 공간 훈련/ 미술·작업치료〉 회상 주제: 나무 방법: 퍼즐 맞추기	〈치매예방게임〉 투호 던지기 게임
	음악 및 신체활동과 마무리	음악 및 신체활동과 마무리	음악 및 신체활동과 마무리	음악 및 신체활동과 마무리

회기	32회기	33회기	34회기	35회기
날짜	4/24	4/25	4/26	4/27
9주차 프로그램	지남력 향상 활동	지남력 향상 활동	지남력 향상 활동	지남력 향상 활동
	신체활동(ROM 댄스)	신체활동(ROM 댄스)	신체활동(ROM 댄스)	신체활동(ROM 댄스)
	현실 인식 훈련	현실 인식 훈련	현실 인식 훈련	현실 인식 훈련
	〈미술·작업치료〉 회상 주제: 얼굴 방법: 얼굴 만들기 (붙이기, 코코코 게임)	〈미술·작업치료〉 주제: 꽃병 방법: 만들기, 붙이기, 펴기, 접기	〈회상-시지각, 공간 훈련/ 미술·작업치료〉 회상 주제: 봄꽃 방법: 퍼즐 맞추기	〈치매예방게임〉 제기 다트
	음악 및 신체활동과 마무리	음악 및 신체활동과 마무리	음악 및 신체활동과 마무리	음악 및 신체활동과 마무리

회기	휴강	36회기	휴강	37회기
날짜	5/1	5/2	5/3	5/4
10주차 프로그램	근로자의 날	지남력 향상 활동	석가탄신일	지남력 향상 활동
		신체활동(ROM 댄스)		신체활동(ROM 댄스)
		감정일기 및 공감 나누기		감정일기 및 공감 나누기
		〈지남력 향상·작업치료〉 회상 주제: 가족 방법: 5월 달력 만들기		〈치매예방게임〉 오재미 던지기 II (페트병)
		〈미술·작업치료· 일상생활 훈련〉 주제: 꽃병 방법: 재활용, 꽃		
		음악 및 신체활동과 마무리		음악 및 신체활동과 마무리

회기	38회기	39회기	40회기
날짜	5/8	5/9	5/10
11주차 프로그램	지남력 향상 활동	지남력 향상 활동	지남력 향상 활동
	신체활동(ROM 댄스)	신체활동(ROM 댄스)	신체활동(ROM 댄스)
	현실 인식 훈련	현실 인식 훈련	현실 인식 훈련
	〈요리·작업치료〉 주제: 뇌 건강에 좋은 음식 방법: 카나페 만들기	〈지남력 향상·작업치료〉 회상 주제: 부채 방법: 부채 만들기	수료식
	음악 및 신체활동과 마무리	음악 및 신체활동과 마무리	다과 및 마음 나누기

※ 세부 프로그램 일정 및 내용은 변경될 수 있음.

고위험군 대상: 치매 예방을 위한 인지 증진 프로그램 운영 계획(예시)

> 보건복지부 선정 치매거점병원 제천시립 청풍호노인사랑병원
> # 백세총명학교 청춘기억발전소 프로그램 운영 계획

기억력이 떨어지는 일반 노인을 대상으로 기억력, 집중력 저하가 진행되는 속도를 늦출 수 있는 인지 증진 프로그램을 운영하고자 함.

I 추진 일정

20○○년 ○~○월

(20○○. ○. ○.~○. ○. / 주 4회(월~목) / ○○: ○○~○○: ○○)

II 추진 인원

25명

III 소요 예산

연계 기관 재료비 지원 및 청풍호노인사랑병원 자부담(재료비, 간식비 등)

IV 프로그램 운영 계획

시간	적용 단계	방법
10분	도입	지남력 훈련 및 현실 감각 훈련, 감정일기 쓰기 및 감정 나누기
5분	이완과 신체활동	ROM 댄스(관절 범위 운동)
5~10분	메타인지교실 및 이야기 주머니	이야기 심상·회상요법 및 메타인지교실
30~35분	통합인지재활 프로그램	인지·기억훈련, 음악·미술·작업·인정·원예치료, 신체활동 및 치료 레크리에이션을 접목한 주요 활동 프로그램
5분	이완 및 피드백	정리 및 마음 나누기

Ⅴ 기대 효과

　① 치매 예방 및 치매에 대한 인식 개선

　② 지역사회 노인의료·복지 증진

　③ 노인의 삶의 질 향상

Ⅵ 프로그램 세부 일정

　① 제목: 백세 총명학교 청춘기억발전소

　② 대상: 65세 이상 노인 20명 정도

　③ 일시: 20○○. ○. ○.~○. ○. / 주 4회(월~목) / ○○: ○○~○○: ○○

　④ 장소: 약속 장소

　⑤ 강사: 청풍호노인사랑병원 뇌건강증진센터 직원

　⑥ 세부 일정

회기		1회기	2회기	3회기
날짜		5/30	5/31	6/1
1주차 프로그램		지남력 향상 활동	지남력 향상 활동	지남력 향상 활동
		감정일기 및 공감 나누기	감정일기 및 공감 나누기	감정일기 및 공감 나누기
		신체활동(ROM 댄스) 치매예방체조	신체활동(ROM 댄스) 치매예방체조	신체활동(ROM 댄스) 치매예방체조
		오리엔테이션 및 개강식	〈미술·작업치료〉 주제: 전래놀이 방법: 투호 만들기	〈치매 예방게임〉 투호 만들기
		〈지남력 훈련·미술·작업치료〉 주제: 달력, 날짜 방법: 달력 만들기, 채색		
		자기 소개하기		
		사전 평가	사전 평가	
		마무리	마무리	마무리

회기	4회기	휴강	5회기	6회기
날짜	6/5	6/6	6/7	6/8
2주차 프로그램	지남력 향상 활동	현충일	지남력 향상 활동	지남력 향상 활동
	감정일기 및 공감 나누기		감정일기 및 공감 나누기	감정일기 및 공감 나누기
	신체활동(ROM 댄스) 치매예방체조		신체활동(ROM 댄스) 치매예방체조	신체활동(ROM 댄스) 치매예방체조
	〈미술·작업치료〉 주제: 물, 날씨 방법: 펠트지 가습기 만들기		〈기억 훈련 및 시지각 공간 훈련〉 주제: 제철 야채 방법: 종이 찢기 퍼즐, 칠교	〈치매예방게임〉 성냥 탑 쌓기
	마무리		마무리	마무리

회기	7회기	8회기	9회기	10회기
날짜	6/12	6/13	6/14	6/15
3주차 프로그램	지남력 향상 활동	지남력 향상 활동	지남력 향상 활동	지남력 향상 활동
	감정일기 및 공감 나누기	감정일기 및 공감 나누기	감정일기 및 공감 나누기	감정일기 및 공감 나누기
	신체활동(ROM 댄스) 치매예방체조	신체활동(ROM 댄스) 치매예방체조	신체활동(ROM 댄스) 치매예방체조	신체활동(ROM 댄스) 치매예방체조
	〈미술·작업치료〉 주제: 내면의 거울 방법: 만다라 채색	〈미술·원예·작업치료〉 주제: 꽃향기 방법: 향기 나는 벽걸이 만들기	〈기억 훈련 및 시지각 공간 훈련〉 주제: 제철 과일 방법: 종이 찢기 퍼즐, 칠교	〈치매예방게임〉 고리 던지기와 굴리기
	마무리	마무리	마무리	마무리

회기	11회기	12회기	13회기	14회기
날짜	6/19	6/20	6/21	6/22
4주차 프로그램	지남력 향상 활동	지남력 향상 활동	지남력 향상 활동	지남력 향상 활동
	감정일기 및 공감 나누기	감정일기 및 공감 나누기	감정일기 및 공감 나누기	감정일기 및 공감 나누기
	신체활동(ROM 댄스) 치매예방체조	신체활동(ROM 댄스) 치매예방체조	신체활동(ROM 댄스) 치매예방체조	신체활동(ROM 댄스) 치매예방체조
	〈미술·작업치료〉 주제: 우리 가족 띠 동물 방법: 반쪽 그림 그리기	〈미술·회상·작업치료〉 주제: 베 짜기 방법: 연필꽃이 만들기	〈기억훈련 및 시지각 공간 훈련〉 주제: 제철 음식 방법: 종이 찢기 퍼즐, 칠교	〈치매예방게임〉 오재미 던져 페트병 쓰러뜨리기
	마무리	마무리	마무리	마무리

회기	15회기	16회기	17회기	18회기
날짜	6/26	6/27	6/28	6/29
5주차 프로그램	지남력 향상 활동	지남력 향상 활동	지남력 향상 활동	지남력 향상 활동
	감정일기 및 공감 나누기	감정일기 및 공감 나누기	감정일기 및 공감 나누기	감정일기 및 공감 나누기
	신체활동(ROM 댄스) 치매예방체조	신체활동(ROM 댄스) 치매예방체조	신체활동(ROM 댄스) 치매예방체조	신체활동(ROM 댄스) 치매예방체조
	〈미술·작업치료〉 주제: 내가 좋아하는 것 방법: 콜라주	〈회상·미술·작업치료〉 주제: 연지 찍고 곤지 찍고 방법: 연지 곤지 찍고 한복 입고 족두리 쓰기, 사모 쓰기, 연지 곤지 게임	〈기억 훈련 및 시지각 공간 훈련〉 주제: 제철 놀이 방법: 종이 찢기 퍼즐, 칠교	〈치매예방게임〉 여러 가지 제기 게임, 제기 다트
	마무리	마무리	마무리	마무리

회기	19회기	20회기	21회기	22회기
날짜	7/3	7/4	7/5	7/6
6주차 프로그램	지남력 향상 활동	지남력 향상 활동	지남력 향상 활동	지남력 향상 활동
	감정일기 및 공감 나누기	감정일기 및 공감 나누기	감정일기 및 공감 나누기	감정일기 및 공감 나누기
	신체활동(ROM 댄스) 치매예방체조	신체활동(ROM 댄스) 치매예방체조	신체활동(ROM 댄스) 치매예방체조	신체활동(ROM 댄스) 치매예방체조
	〈미술·작업치료〉 주제: 공감 방법: 합동화(채색, 맞추기)	〈나를 위한 선물 1〉 주제: 나의 손 방법: 손 마사지	〈기억 훈련 및 시지각 공간 훈련〉 주제: 분류 방법: 전산화 인지 재활	〈치매예방게임〉 볼링 게임, 컬링 게임
	마무리	마무리	마무리	마무리

회기	23회기	24회기	25회기	26회기
날짜	7/10	7/11	7/12	7/13
7주차 프로그램	지남력 향상 활동	지남력 향상 활동	지남력 향상 활동	지남력 향상 활동
	신체활동(ROM 댄스) 치매예방체조	신체활동(ROM 댄스) 치매예방체조	신체활동(ROM 댄스) 치매예방체조	신체활동(ROM 댄스) 치매예방체조
	감정일기 및 공감 나누기	감정일기 및 공감 나누기	감정일기 및 공감 나누기	감정일기 및 공감 나누기
	〈미술·작업치료〉 주제: 나의 손 방법: 모자이크	〈요리·작업치료〉 주제: 호떡 방법: 호떡 만들기	〈기억 훈련 및 시지각 공간 훈련 〉 주제: 분류 방법: 전산화 인지 재활	〈치매예방게임〉 오재미 바구니 넣기 게임 1
	마무리	마무리	마무리	마무리

회기	27회기	28회기	29회기	30회기
날짜	7/17	7/18	7/19	7/20
8 주 차 프 로 그 램	지남력 향상 활동	지남력 향상 활동	지남력 향상 활동	지남력 향상 활동
	감정일기 및 공감 나누기	감정일기 및 공감 나누기	감정일기 및 공감 나누기	감정일기 및 공감 나누기
	신체활동(ROM 댄스) 치매예방체조	신체활동(ROM 댄스) 치매예방체조	신체활동(ROM 댄스) 치매예방체조	신체활동(ROM 댄스) 치매예방체조
	〈미술·작업치료〉 주제: 사랑하는 사람, 고마운 사람 방법: 사랑하는 사람에게 편지 쓰기	〈미술·작업치료〉 주제: 꽃병 방법: 지점토 공예	〈기억 훈련 및 시지각 공간 훈련〉 주제: 분류 방법: 전산화 인지 재활	〈치매예방게임〉 오자미 던져 바구니에 넣기 2
	마무리	마무리	마무리	마무리

회기	31회기	32회기	33회기	34회기
날짜	7/24	7/25	7/26	7/27
9 주 차 프 로 그 램	지남력 향상 활동	지남력 향상 활동	지남력 향상 활동	지남력 향상 활동
	감정일기 및 공감 나누기	감정일기 및 공감 나누기	감정일기 및 공감 나누기	감정일기 및 공감 나누기
	신체활동(ROM 댄스) 치매예방체조	신체활동(ROM 댄스) 치매예방체조	신체활동(ROM 댄스) 치매예방체조	신체활동(ROM 댄스) 치매예방체조
	〈기억 훈련 및 시지각 공간 훈련〉 주제: 제철 놀이 방법: 종이 찢기 퍼즐, 칠교	〈미술·작업치료〉 주제: 색 이름, 약속, 계절 방법: 번호대로 색칠하기	〈기억 훈련 및 시지각 공간 훈련〉 주제: 분류 방법: 전산화 인지 재활	〈치매예방게임〉 색깔 공 돌리기, 바구니 넣기
	마무리	마무리	마무리	마무리

회기	35회기	36회기	37회기	38회기
날짜	7/31	8/1	8/2	8/3
10 주 차 프 로 그 램	지남력 향상 활동	지남력 향상 활동	지남력 향상 활동	지남력 향상 활동
	신체활동(ROM 댄스) 치매예방체조	신체활동(ROM 댄스) 치매예방체조	신체활동(ROM 댄스) 치매예방체조	신체활동(ROM 댄스) 치매예방체조
	감정일기 및 공감 나누기	감정일기 및 공감 나누기	감정일기 및 공감 나누기	감정일기 및 공감 나누기
	〈미술·작업치료〉 주제: 팔각 꽃이 만들기 방법: 종이 접기	〈미술·작업치료〉 주제: 꽃 방법: 종이 꽃 만들어 꽃병에 꽂기	〈기억 훈련 및 시지각 공간 훈련〉 주제: 분류 방법: 전산화 인지 재활	〈치매예방게임〉 한 번 더 하고픈 게임
	마무리	마무리	마무리	마무리

※ 세부 프로그램 일정 및 내용은 변경될 수 있음.

별첨

이 책의 시작, 백세총명학교 이야기

우리나라는 2017년부터 65세 이상 인구가 전체 인구의 14%를 넘어서는 고령사회로 진입하였고, 2026년에는 초고령사회에 도달할 것으로 예상되고 있다. 급속하게 고령화가 진행되면서 치매 유병률도 꾸준히 증가하고 있다. 보건복지부에 따르면 2018년 현재 우리나라 치매 환자는 약 73만 명으로 추정된다. 오는 2024년에는 치매 환자 수 100만 시대에 접어들게 될 것이라는 전망도 나온다. 문재인 대통령은 2017년에 "치매는 다른 질환과 달리 환자 본인의 인간 존엄성도 무너지고 생존까지도 위협받을 뿐 아니라 온 가족이 함께 고통받는 심각한 질환"이라며 치매 문제를 개별 가정 차원이 아닌 국가 돌봄 차원으로 해결하겠다는 '치매국가책임제'를 공표하였다. 이제 치매는 국가적인 커다란 이슈가 되었고, 많은 관심과 인력, 재정이 치매로 모이고 있다.

명지병원의 혁신적 치매 관리 사업

2012년에 중앙치매센터가 개소하고 2차 국가치매관리계획이 발표되면서 치매는 본격적으로 국가적 책임으로 인식되기 시작했다. 치매의 조기 발견과 조기 재활이 가장 중요한 이슈였다.

혁신은 누구보다 빨리 시대적 흐름을 알아채고 선도적으로 준비하는 데서 시작한

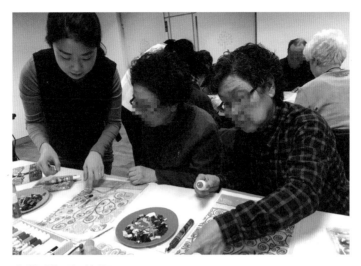
백세총명학교의 미술치료

다. 명지병원은 치매가 중요한 이슈가 될 것이라는 시대적 흐름을 알고 2012년부터
이에 대비했다.

　명지병원은 이미 노인 의료 네트워크와 치매거점병원과 요양원을 운영해왔고 노
인 및 치매 사업 경험과 기반, 그리고 무엇보다 치매 사업에 대한 강력한 의지가 있었
다. 명지병원은 "청춘 같은 건강으로, 백세까지 총명하게"(백세총명)라는 슬로건하에
치매 환자와 가족들의 고통과 어려움을 줄이고 치매 예방부터 진행 단계에 따른 적절
한 관리 지원 서비스를 체계적·종합적으로 제공하는 백세총명치매관리지원센터를 열
었다. 백세총명치매관리지원센터는 명지병원이 위치한 지역사회에 기반을 두고 점차
증가하는 고령 인구의 건강 증진과 치매 예방에서 선도적인 모델을 수행하고자 했다.
2013년 명지의료재단은 치매통합회의에서 다음과 같은 치매 사업의 방향을 세웠다.

1. 예방부터 재활까지 통합적인 치매 관리 사업을 수행한다.
2. 명지병원만의 치매 브랜드를 개발한다.
3. 치매 재활 프로그램이 통합적으로 운영될 수 있도록 프로그램의 프로토타입을

개발한다.

4. 공적 인프라와 새로운 민관 파트너십(New Public Private Partnership, NPPP)으로 협력한다.

5. 진료 영역을 넘어서는 확장되고 통합된 치매 관리 사업을 수행한다.

6. 환자가 결정권을 가지는 환자 중심주의 관점에서 접근한다.

7. 지역사회에 기반을 둔 치매의 공공 관리 사업을 수행한다.

8. 치매관리종합센터로서 연구개발을 기반으로 한 치료를 한다.

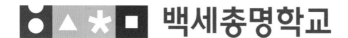

백세총명은 '청춘 같은 건강으로, 백세까지 총명하게'라는 뜻이다. 백세총명 브랜드 마크는 백세총명학교의 한글 초성 'ㅂ/ㅅ/ㅊ/ㅁ'을 단순하면서도 다양한 도형으로 표현하였으며 인지예술치료 프로그램임을 느끼도록 디자인했다. 명지병원은 단일한 브랜드인 '백세총명'으로 학교, 센터, 가족교실, 아카데미 등을 진행하고 있으며, 백세총명은 명지병원 치매 사업의 시그니처이다.

그 첫 시작으로 2013년 3월부터 치매 환자를 위한 인지재활 프로그램인 '고양 백세총명학교'를 운영했다. 백세총명학교는 지역사회의 경도 인지장애 및 초기 치매 환자를 대상으로 2달간 16회 운영하며, 인지훈련-치매 예방 운동-예술치료(음악, 미술)로 구성되어 있다. 프로그램을 마치는 수료식에서는 수료증을 나누어주고 서로를 격려한다. 환자의 가족들도 초대하여 미술치료 작품을 전시하고 음악치료 공연을 한다. 백세총명학교를 수료하면 수료생 자조 모임을 통해 지속적으로 관리받으며 건강한 노년을 보내도록 도움을 받을 수 있다. 백세총명학교는 명지병원이 아니라 지역사회 노인들이 접근하기 좋은 장소인 고양시 덕양노인종합복지관에서 진행했다.

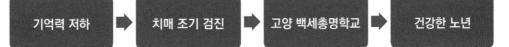

기억력 저하 ➡ 치매 조기 검진 ➡ 고양 백세총명학교 ➡ 건강한 노년

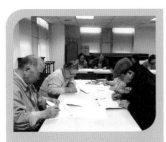

인지훈련

- 금메달 사업: 인지 건강 수칙 실천
- 치매 예방 운동
- 인지훈련 프로그램

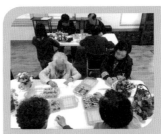

미술치료

- 미술 매체를 이용한 자기표현
- 컬러 테라피 및 다양한 색채 적용
- 입체 작업 및 조형 만들기

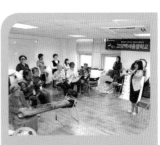

음악치료

- 노래 부르기와 악기 연주
- 음악 감상과 율동

다양한 예술치료 프로그램의 효과

대부분의 치매 환자는 약물 중심 치료를 받지만, 인지기능과 일상생활 능력 저하를 막기 위해서는 다양한 비약물 치료를 함께 진행해야 한다. 백세총명학교는 인지훈련뿐만 아니라 다양한 예술치료 프로그램을 지속적으로 제공하여 치매를 예방하고 환자의 노후 생활에 필요한 신체적·정서적 건강을 유지할 수 있게 했다. 주목할 점은 치매 예방을 위해 음악과 미술 등 '예술치료'를 도입했다는 점이다. 이 예술치료 프로그램이 성공적으로 운영된 원인은 국내 최초로 대학병원에 소속된 통합적 예술치유센터가 전문적이고 전인적인 치료를 제공했기 때문이다.

백세총명학교는 인지 재활이 필요한 치매 환자와 가족의 욕구와 필요성에 기반한 맞춤형 프로그램이다. 만족도에 관한 조사 결과 5점 만점에 평균 4.8점이 나왔을 만

Dementia and Neurocognitive Disorders 2014; 13: 107-111
http://dx.doi.org/10.12779/dnd.2014.13.4.107

■ ORIGINAL ARTICLE ■

인지기능이 저하된 환자에서 그룹 음악치료가 정서 및 일상생활능력에 미치는 영향

한현정* · 손상준† · 하주원‡
이지희§ · 김선애¶ · 이소영¶

명지병원 신경과*, 아주대학병원
정신건강의학과†, 명지병원 정신과‡,
공공의료사업단§, 예술치유센터¶

The Effect of Group Musical Therapy on Depression and Activities on Daily Living in Patients with Cognitive Decline

Hyun Jeong Han, M.D.*, Sang Joon Son, M.D.†, Juwon Ha, M.D.‡, Jee Hee Lee§,
Sun Ae Kim, RN¶, So Young Lee, Ph.D.¶

Department of Neurology*, Myongji Hospital, Goyang; Department of Psychiatry†, Ajou University School of
Medicine, Suwon; Department of Psychiatry‡, Department of Public Health and Healthcare Service§, Center of Arts
and Healing¶, Myongji Hospital, Goyang, Korea

Background: Beside pharmacological treatment, non-pharmacological interventions are a great deal of interest resides on ways that allow modulation of brain plasticity in the elderly. Music therapy is a potential non-pharmacological treatment for the behavioral and psychological symptoms of dementia, but a few studies reported it to be helpful. The aim of this study was to evaluate the effect of structured musical intervention therapy in patient with cognitive decline. **Methods:** The subjects of the study were a total of fifty elderly with cognitive decline (K-MMSE: 21 ± 3.99, CDR: 0.80 ± 0.38). The musical therapy was applied to the group twice a week, fifty minutes per session for eight weeks. The data were analyzed by using chi-square and paired t-test before and after musical intervention. **Results:** The study showed a significant reduction in depression and anxiety after musical therapy measured with short form-GDS and BDI ($p < 0.001$). Activities daily living (ADL) markedly improved after the all session of musical interventions ($p < 0.001$). **Conclusions:** Group music therapy is a safe and effective method for treating depression and anxiety, and also improving ADL in patients with cognitive decline.

Key Words: Music therapy, Mild cognitive impairment, Alzheimer's disease

Received: November 18, 2014
Revision received: November 26, 2014
Accepted: November 26, 2014

Address for correspondence
So Young Lee, Ph.D.
Center of Arts and Healing, Myongji Hospital,
55 Hwasu-ro 14beon-gil, Deogyang-gu,
Goyang 412-270, Korea
Tel: +82-31-810-5446
Fax: +82-31-969-0500
E-mail: leesoyoung26@naver.com

출처: 한현정, 이소영, 손상준, 하주원, 이지희, 김선애, 「인지가능이 저하된 환자에서 그룹 음악치료가 정서 및 일상생활능력에 미치는 영향」, 『대한치매학회지』, 2014;13:107-111.

큼 백세총명학교에 참여하는 많은 환자와 가족들은 이 프로그램에 매우 만족하고 있다. 만족도 조사 결과 정서적인 지지 효과뿐만 아니라 일상생활 수행 능력도 향상시켜 환자의 삶을 개선하고 가족의 조호 부담을 낮추고 있다. 무엇보다 이러한 변화는 환자 본인과 가족들이 느끼고 있다. 다음은 환자들의 말을 옮긴 것이다.

"백세총명학교에 올 때 너무 재미있고 좋아서 날아서 오는 것 같습니다. 많이 배워서 갑니다. 전에는 마음이 부정적이었는데 긍정적으로 변해서 자녀들이 좋아합니다."

"항상 집에만 있었는데, 이렇게 밖으로 나와 백세총명학교에서 사람들과 어울리니 너무 좋습니다. 여럿이 있으니 좋고 마음이 편안합니다. 머리가 좋아지고 나에게 많은 변화가 일어났습니다."

"처음에는 어두운 빛이 있었는데 선생님 지도하에 행동이 달라지고 말이 달라지고

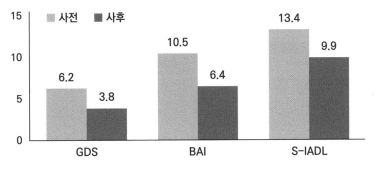

"불안 및 우울 감소, 일상생활 능력 향상"

인지기능이 저하된 환자에서 그룹 음악치료가 정서 및 일상능력생활에 미치는 영향

* GDS: 단축형 노인성 우울증 검사, BAI: 벡 불안척도, S-IADL: 일상생활 능력 평가

출처: 한현정, 이소영, 손상준, 하주원, 이지희, 김선애, 「인지가능이 저하된 환자에서 그룹음악치료가 정서 및 일상생활능력에 미치는 영향」, 『대한치매학회지』, 2014;13:107-111.

인사법이 달라졌습니다. 너무나 인상 깊었고, 선생님들이 새로운 공부를 가르쳐주셔서 감사합니다. 앞으로 꼭 기억해서 행동으로 옮기겠습니다."

이런 변화들은 임상적 결과로도 입증되고 있다. 백세총명학교에 참여한 경도 인지장애 환자와 알츠하이머병 환자들의 인지기능과 정서 및 일상생활에 미치는 영향을 파악하고 효과를 분석한 결과를 보면 음악치료 전에 시행한 단축형 노인성 우울증 검사(Short Form of Geriatric Depression Scale, S-GDS) 지수가 평균 6.2±1.64였으나, 치료 후에는 3.8±1.11로 현저히 호전되었으며, 벡 불안척도 검사(Beck Anxiety Inventory, BAI) 결과도 음악치료 전에는 평균 10.5±4.94였으나, 프로그램 실시 후 시행한 추적 검사에서는 6.4±3.19로 상당히 감소했다. 일상생활 능력 평가(Seoul-Insturment Activities Daily Living, S-IADL) 결과도 치료 전에는 평균 13.4±3.09였으나, 치료 후에는 9.9±3.81로 괄목할 만한 향상이 관찰되었다. 이와 같이 치료 전과 후에 시행한 단축형 노인성 우울증 검사, 벡 불안척도 및 일상생활 능력 평가 결과는 통계적으로 유의한 차이를 보였다. 이렇듯 백세총명학교는 예술치료 프로그램이 인지

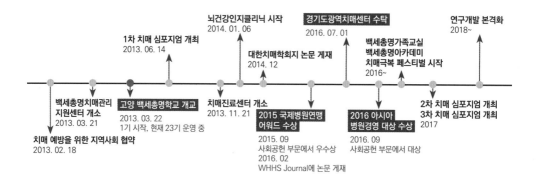

뇌건강인지클리닉 시작
2014. 01. 06

1차 치매 심포지엄 개최
2013. 06. 14

경기도광역치매센터 수탁
2016. 07. 01

연구개발 본격화
2018~

대한치매학회지 논문 게재
2014. 12

백세총명가족교실
백세총명아카데미
치매극복 페스티벌 시작
2016~

백세총명치매관리
지원센터 개소
2013. 03. 21

고양 백세총명학교 개교
2013. 03. 22
1기 시작, 현재 23기 운영 중

치매진료센터 개소
2013. 11. 21

2015 국제병원연맹
어워드 수상
2015. 09
사회공헌 부문에서 우수상
2016. 02
WHHS Journal에 논문 게재

2016 아시아
병원경영 대상 수상
2016. 09
사회공헌 부문에서 대상

2차 치매 심포지엄 개최
3차 치매 심포지엄 개최
2017

치매 예방을 위한 지역사회 협약
2013. 02. 18

기능저하 환자에 대한 정서적 지지 효과가 있을 뿐만 아니라 일상생활 수행 능력도 향상시켜 환자의 삶을 개선하고 보호자의 조호 부담을 낮출 수 있는 좋은 부가적 비약물 치료라는 의미 있는 임상적 결과를 제시했다.*

백세총명학교는 효과성, 혁신성, 공공성 부문의 성과를 인정받아 2015년 국제병원연맹(IHF) 국제 어워드와 2016년 아시아병원경영대상(HMA)에서 사회공헌상을 수상했다. 지속적으로 지역사회에서 치매 극복을 위해 노력한 결과다.

이렇듯 백세총명학교는 병원을 넘어 지역사회에서 '지역사회 기반 통합적 치매 관리 서비스' 제공을 위한 체계적 기반을 구축함으로써 지역사회에서 환자 및 그 가족의 정신적·육체적·경제적 부담을 경감하는 데 도움이 되었다.

치매 예방부터 재활까지 통합적으로 관리하는 백세총명학교

백세총명학교는 '백세총명'의 단일 브랜드로 표준화하여 질적, 양적으로 확대되고 있다. 지역사회에서 공공보건 의료사업으로 운영되는 백세총명학교는 명지병원 내에서

---

* 한현정, 이소영, 손상준, 하주원, 이지희, 김선애, 「인지가능이 저하된 환자에서 그룹음악치료가 정서 및 일상생활능력에 미치는 영향」, 『대한치매학회지』, 2014;13:107-111.

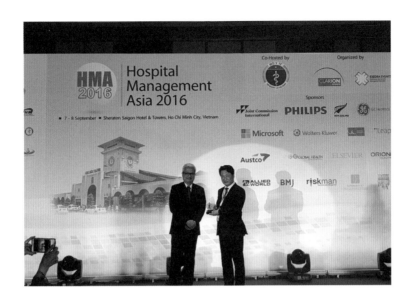

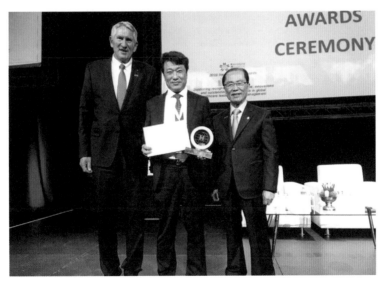

백세총명학교는 여러 부문의 성과를 인정받아 2015년 국제병원연맹(IHF) 국제 어워드와 2016 아시아병원경영대상(HMA)에서 사회공헌상을 수상했다.

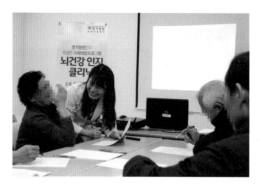

뇌건강인지클리닉

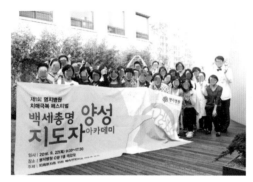

치매 극복 페스티벌에서 실시한 백세총명 지도자 양성 아카데미

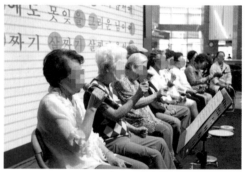

치매 극복 페스티벌 개막식의 치매 환자 음악 공연

'뇌건강인지클리닉'으로 운영되고 있다. 또한 명지의료재단 내 인천사랑병원에서는 '백세총명뇌건강교실'이, 청풍호노인사랑병원에서는 '백세총명학교 청춘기억발전소'가 운영되고 있다. 지역사회의 요청에 따라 복지관과 보건소에도 백세총명 인지예술치료 프로그램을 지원하고 있다. 그리고 치매 환자를 돌보는 종사자들에게 명지병원 백세총명 프로그램의 노하우와 경험을 전수하기 위하여 인지예술치료 프로그램의 이론과 실기를 교육하는 '백세총명 지도자 양성 아카데미'를 열어 현장에서 실제 적용할 수 있도록 돕고 있다. 이러한 활동들은 다른 치매 관련 기관들도 점차 인지재활 프로그램의 필요성과 중요성을 인식하여 시범적으로 인지재활 프로그램을 시행하도록 자

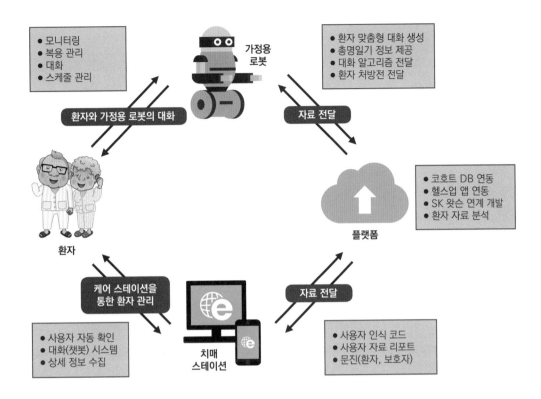

- 모니터링
- 복용 관리
- 대화
- 스케줄 관리

가정용 로봇

- 환자 맞춤형 대화 생성
- 총명일기 정보 제공
- 대화 알고리즘 전달
- 환자 처방전 전달

환자와 가정용 로봇의 대화

자료 전달

환자

- 코호트 DB 연동
- 헬스업 앱 연동
- SK 왓슨 연계 개발
- 환자 자료 분석

플랫폼

케어 스테이션을 통한 환자 관리

자료 전달

- 사용자 자동 확인
- 대화(챗봇) 시스템
- 상세 정보 수집

치매 스테이션

- 사용자 인식 코드
- 사용자 자료 리포트
- 문진(환자, 보호자)

극했다.

명지병원은 더 나아가 환자 가족들이 환자를 잘 돌볼 수 있도록 조호 방법을 알려주고, 지친 가족들을 격려하고자 '백세총명 가족교실'을 열었다. 또한 세계 치매극복의 날을 맞아 치매극복주간을 선포하고 '치매 극복 페스티벌'도 개최했다. 치매 극복 페스티벌은 5일간 '치매극복대상' 시상식과 힐링 콘서트, 백세총명 지도자 양성 아카데미, 치매 예방 특강, 치매 예방 로봇 시연과 인지예술치료 체험, 치매 환자 미술치료와 실버 제품 전시, 치매 학술 심포지엄, 치매 환자 응원 콘서트 등 다양하게 진행된다.

이렇게 예방부터 재활까지 통합적인 치매 관리 사업을 수행한 결과 2016년부터 경기도 치매 관리 사업의 컨트롤타워 역할을 하는 경기도광역치매센터를 수탁 운영하고 있다. 경기도 치매 사업을 총괄하고, 명지병원 백세총명의 노하우와 경험을 확산하고 있는 것이다.

이제 명지병원은 백세총명학교를 또 다른 영역으로 확장하고 있다. 치매 환자에게는 약물 외에 보조적 평가와 개입이 매우 중요하나, 외부 활동인 오프라인 프로그램은 일주일에 2시간, 2회 정도가 최선이다. 치매 환자는 일상적인 관리와 상시 훈련이 필요하다. 이를 환자 개별 맞춤형으로 제공해야 하지만 일상적으로 환자 가족이 계속 환자를 자극하고 관리하기는 매우 어렵고, 집에서 혼자 할 수 있는 '상시 프로그램'이 부재하다. 그 대안으로 명지병원에서는 '총명 일기 케어 솔루션'이라는 치매 지원 커뮤니케이션 로봇 '총명'을 만들려고 한다. 이 로봇은 가정에서 치매 환자와 일상적으로 대화하며 하루 일과를 중심으로 치매 환자의 지남력 확인, 일정 관리, 복약 관리, 모니터링 등을 한다. 인지기능뿐만 아니라 혈압, 당뇨, 인바디, 활동량 등 생체 정보도 함께 측정할 예정이다. 대화 내용과 건강 정보 등은 인공지능 플랫폼에 전달하여 분석하고, 플랫폼은 병원의 치매 스테이션에 분석한 자료를 전달한다. 치매 스테이션에서는 이 내용을 기반으로 환자에 맞는 맞춤형 치료를 한다. 이 시스템은 환자가 굳이 병원을 방문하지 않아도 항상 관리받을 수 있고 병원(또는 치매센터)과 가정을 하나로 연계하므로 환자에게 언제 어디서나 접근하기 쉽고 환자 역시 기기에 접근하기 쉬워질 것이다. 이를 통해 환자의 치매 진행을 늦추고 자립도를 높이며 가족의 조호 부담은 낮출 수 있으리라고 기대된다.

환자 제일주의를 실현하는 명지병원은 앞으로도 치매 환자와 가족의 경험과 욕구에 기반하여 예방부터 재활에 이르는 통합적인 치매 관리 사업을 선도적으로 수행할 것이다.

| 지은이 소개(가나다순)

고 미 애 명지병원 정신건강의학과 교수

관동대학교 의과대학을 졸업하고 명지병원에서 정신건강의학과 전공의 과정을 마쳤으며, 국민건강보험공단 일산병원에서 노인정신의학 분과 전임의를 지냈다. 현재 명지병원에서 노인정신의학 과정을 지속하고 있으며, 경도 인지장애 및 치매뿐 아니라 노년기 정신장애에 관심을 가지고 진료하고 있다. 환자뿐만 아니라 가족들이 겪는 어려움을 이해하고 도움을 드리고자 노력하고 있다

mfortuna@mjh.or.kr

김 상 분 명지병원 예술치유센터 미술치료사

동국대학교 문화예술대학원에서 미술치료 석사를 마쳤으며 명지병원 예술치료센터 인턴십을 거쳐 백세총명학교 미술치료사를 역임했다. 치매 환자뿐만 아니라 장애인 및 일반인 등 심리·정서적으로 도움이 필요한 모든 이들에게 미술치료를 적용하며 활발하게 활동하고 있다.

booni392@gmail.com

김 우 정 명지병원 정신건강의학과 교수, 경기도광역치매센터장

연세대학교 의과대학을 졸업하고 세브란스병원에서 정신건강의학과 전공의 과정을 마쳤다. 이후 세브란스병원에서 노인/수면/중독 정신의학 전임의 과정을 밟은 후 지역사회 치매 사업의 선두주자인 명지병원에서 근무하며 백세총명치매관리지원센터장을 맡아 치매 관리 사업을 총괄하고 있다. 2016년부터 경기도광역치매센터장을 맡아

경기도 전체의 치매 정책을 관리하는 한편, 진료실 안팎에서 치매 환자와 그 가족들의 삶의 질을 높이는 방안을 찾고자 부단히 노력하고 있다. 주로 노인 불면, 치매, 약물의 부작용에 관해 연구하고 있다.

woojungkim@mjh.or.kr

심 용 철 명지병원 재활치료팀장

연세대학교(원주) 보건과학대학 물리치료학과를 졸업하고 명지대학교 사회복지학과 대학원 석사과정을 졸업했다. 현재 명지병원 재활치료팀 팀장을 맡고 있으며, 국민보험공단 치매 교육 강사로도 활동하고 있다. 물리치료사로서 육체적·정신적 고통을 받는 분들을 많이 상대하고 치료하고 있으며, 때로는 현대의학의 한계로 인해 치료할 수 없는 분들도 마주치고 있다. 이런 분들을 포기하기보다는 자신이 해드릴 수 있는 것들을 찾기 위해 노력하고 있다.

namja2580@mjh.or.kr

이 소 영 명지병원 예술치유센터장, 백세총명학교 교장

서울대학교에서 피아노와 음악학을 전공한 후 한국학중앙연구원에서 한국음악학으로 박사학위를 취득하고 연구교수로 재직했다. 숙명여대 음악치료대학원에서 음악치료 전문가 과정을 수료하고 명지병원 예술치유센터에서 음악, 미술, 동작, 연극이 유기적으로 결합하는 예술치료 프로그램을 운영하고 있으며, 50여 회의 치유 콘서트와 예술치유 페스티벌을 진행·총괄하고 있다. 2011년 명지병원이 국내 최초의 종합 예술치유센터를 개소한 이래 7년째 센터를 운영하고 있다. 백세총명학교 교장으로서 백세총명학교에서 음악치료를 담당하고 있다. 저서로는 『나는 다르게 듣는다』, 『이소영의 음악비평-생존과 자유』, 『한국음악의 내면화된 오리엔탈리즘』 외 수십여 권의 공

저서가 있고, 논문으로는 「인지기능이 저하된 환자에서 그룹 음악치료가 정서 및 일상생활능력에 미치는 영향」, 「The Effectiveness of Music Therapy on Cerebral Palsy Patients Recieving Rehabilitation Treatment」 외 다수가 있다.

songlee@mjh.or.kr

이 옥 균 제천시립 청풍호노인사랑병원 뇌건강증진팀장

간호사이며 1급 사회복지사이다. 세명대학교 대학원 사회복지학 석사과정 및 강릉원주대학교 대학원 간호학 석사과정을 마쳤다. 2012년 보건복지부 치매거점병원 사업에서 선정된 청풍호노인사랑병원 치매 관리 사업 전담 인력으로 입사했다. 이후 지역사회와 연계한 '백세총명학교 청춘기억발전소' 인지재활 프로그램 운영 및 입원 치매 환자들을 위한 인지재활 프로그램 'FUN THERAPY' 운영 등 치매 관리 사업을 7년째 추진 중이다. 2014년 치매 관리 유공자로서 충북도지사 표창을 수상했다. 치매 관련 논문으로 「통합인지 증진 프로그램이 재가 노인의 인지기능, 우울, 수면양상 및 삶의 질에 미치는 영향」(2018 강릉원주대학교 석사학위 논문) 등이 있다.

dmsekgod@naver.com

이 지 희 명지병원 공공보건의료사업단 팀장

사회복지사로서 지역사회에서 빈곤 가족 사례 관리 책임자로 일하다 명지병원 환자공감센터에 합류하여 '공감을 통한 혁신' 업무를 담당했다. 2013년부터 공공보건의료사업단에서 명지병원의 공공성 향상을 위해 활동하며 '백세총명치매관리지원센터' 간사를 겸임하고 있다. 명지병원의 통합적인 치매 관리 사업 실무를 담당하고 있으며, 특히 백세총명학교의 실무 및 인지훈련 프로그램을 담당하고 있다. 언제나 환자 중심주의 입장에서 치매 환자와 가족을 중심에 두고 접근하려 애쓰고 있으며, 그분들을 통해 배우고 성장하고 있다.

itsy23@mjh.or.kr

지 현 명지병원 치매진료센터 코디네이터

간호학을 전공하고 병동에서 환자들을 간호하다가 치매진료센터에 근무하게 되었다. 경도 인지장애, 초기 치매 환자들의 인지치료를 담당하여 뇌건강 인지클리닉을 운영했다. 경도 인지장애 및 초기 치매 환자와 보호자들의 어려움을 이해하는 한편 인지기능 유지 및 질병 예방을 위해 노력하고 있다.

tori0429@naver.com

최 영 희 제천시립 청풍호노인사랑병원 뇌건강증진센터장

한국교통대학교 간호학과 및 세명대학교 경영대학원 경영학과를 졸업했다. 35년간 제천시 보건소에서 근무한 후 지방기술서기관으로 퇴직하고 2012년 청풍호노인사랑병원에 입사했다. 청풍호노인사랑병원이 2012년 보건복지부 치매거점병원으로 선정되어 '제2의 내 고향집' 같은 뇌건강증진센터를 개소했으며, 2017년 치매국가책임제 치매안심요양병원으로 선정되어 '치매여도 행복한 구룡골 행복촌' 치매 전문병동 만들기를 추진하고 있다.

dalmazy0@hanmail.net

한 현 정 명지병원 신경과 교수, 치매진료센터장

충북대학교 의과대학 대학원에서 석·박사학위를 취득한 후 삼성서울병원 신경과 외래교수, 미국 UCLA 알츠하이머병 센터 연구교수로 근무했다. 대한신경과학회 수련

위원 및 보험부위원장을 역임했고, 현재 대한치매학회 교육이사, 대한노인신경과학회 재무이사, 인지중재치료학회 재무이사를 맡고 있다. 또한 건강보험공단 요양사 교육, 건강보험심사평가원 비상근 심사위원, 보건복지부 치매정책 자문위원 등을 맡고 있으며, 2015년과 2017년 노인장기요양 및 치매정책 공로 분야에서 두 차례 보건복지부 장관 표창을 받았다. 현재 명지병원 치매진료센터장으로 근무하며 알츠하이머 치매의 조기 진단과 치료를 위하여 미국, 유럽과 연계한 글로벌 임상연구팀에서 조기 약물 개발과 유전자 변이를 이용한 치매 조기 진단 연구 등 다양한 연구를 수행하고 있다. 인지기능저하 환자를 위한 '뇌건강 인지클리닉'을 명지병원 내에 개설하여 운영하고 있으며, 고양시 덕양구 치매안심센터에서 치매 검진 진료를 담당하며 지역사회 주민들과 한층 가까운 치매 전문의로 거듭나고 있다.

neurohan@mjh.or.kr

| 참고문헌

인지중재 치료의 필요성

1. 대한치매학회, 『치매임상적 접근 2판』, 아카데미아, 2012.

2. 한현정·이소영·손상준·하주원·이지희·김선애, 「인지가능이 저하된 환자에서 그룹음악치료가 정서 및 일상생활능력에 미치는 영향」, 『대한치매학회지』, 2014;13:107-111.

3. Alves J, Magalhães R, Thomas RE, Gonçalves OF, Petrosyan A, Sampaio A, Is there evidence for cognitive intervention in Alzheimer disease? A systematic review of efficacy, feasibility, and cost-effectiveness. *Alzheimer Dis Assoc Disord* 2013;27:195-203.

4. Ball K, Berch DB, Helmers KF, Jobe JB, Leveck MD, Marsiske M, et al., Effects of cognitive training interventions with older adults: a randomized controlled trial. *JAMA* 2002;288:2271-2281.

5. Buschert VC, Giegling I, Teipel SJ, Jolk S, Hampel H, Rujescu D, et al., Long-term observation of a multicomponent cognitive intervention in mild cognitive impairment. *J Clin Psychiatry* 2012;73:e1492-e1498.

6. Clare LW, Woods RT, Cognitive training and cognitive rehabilitation for people with early-stage Alzheimer's disease: a review. *Neuropsychol Rehabil* 2004;14:385-340.

7. Kinsella GJ, Mullaly E, Rand E, Ong B, Burton C, Price S, et al., Early intervention for mild cognitive impairment: a randomised controlled trial. *J Neurol Neurosurg Psychiatry* 2009;80:730-736.

8. Tárraga L, Boada M, Modinos G, Espinosa A, Diego S, Morera A, et al., A randomised pilot study to assess the efficacy of an interactive, multimedia tool of cognitive stimulation in Alzheimer's disease. *J Neurol Neurosurg Psychiatry* 2006;77:1116-1121.

치매 환자와의 의사소통 방법

1. 카토 신지 지음, 박규상 옮김, 『치매와 마주하기』, 시니어커뮤니케이션, 2007.

2. Nancy L. Mace, Peter V. Rabins, *The 36-Hour Day: A Family Guide to Caring for People Who Have Alzheimer Disease, Related Dementias, and Memory Loss*, The Johns Hopkins University Press, 2012.

3. Patrick McCurry, *Living with the Challenges of Dementia: A guide for family and friends*, Sheldon Press, 2015.

4. www.caregiver.org.

치매 환자 돌보기와 가족 교육

1. 김태희·김기웅·김현숙, 『헤아림: 치매 알기 1·2』, 보건복지부·중앙치매센터, 2015.

2. 박명화·박미현·박소영 외, 『희망 다이어리』, 서울시광역치매센터, 2010.

3. 이경희 외, 「2017 치매전문교육」, 대한간호협회, 2017.

4. 중앙치매센터, 『나에게 힘이 되는 치매 가이드북』, 보건복지부·중앙치매센터, 2016.

음악치료

1. 정현주·김영신·최미환 외, 『음악치료 기법과 모델』, 학지사, 2006.

2. 최병철, 『음악치료학』, 학지사, 2006.

3. 최병철·문지영·문서란 외, 『음악치료학』, 학지사, 2015.

4. Alicia Ann Clair, Jenny Memmott, 노인음악치료연구회 옮김, 『노인음악치료』, 시그마프레스, 2009.

5. Brotons M, Koger SM, Pickett-Cooper P, Music and dementias: a review of literature. *Jr Music Ther* 1997;34(4):204-245.

6. Chu H, Yang CY, Lin Y, Ou KL, Lee TY, O'Brien AP, et al., The impact of group music therapy on depression and cognition in elderly persons with dementia: a randomized controlled study. *Biol Res Nurs* 2014;16(2):209-17.

7. Shim HM, Chung SH, The effect of music therapy on cognitive function, behavioral and emotion of dementia elderly. *J Korean Acad Adult Nurs* 2001;13:591–600.

8. Vasionyte I, Madison G, Musical intervention for patients with dementia: a meta-analysis. *J Clin Nurs* 2013;22(9-10):1203-16.

9. Hong YG, Kang YS, The effect of music therapy on cognitive function and behavioral problems in dementia elderly. *J Korean Gerontol Nurs* 2009;11:5-15.

미술치료

1. 대한신경정신의학회, 『신경정신의학』, 중앙문화사, 2005.

2. 방지원, 「집단미술치료가 치매노인의 행동과 인지기능에 미치는 영향」, 동국대학교 문화예술대학원 석사학위논문, 2006.

3. 심경혜, 「집단미술치료가 우울증 노인의 생활 만족도와 자아 존중감 향상에 미치는 효과성 연구」, 성균관대학교 사회복지대학원 석사학위논문, 2005.

4. Rebecca C. Perry Magniant 엮음, 최외선·조용태·이근매 옮김, 『노인미술치료』, 시그마프레스, 2009.

인지훈련

1. 김기웅·한지원·변혜진 외, 『반짝활짝 뇌운동』, 중앙치매센터, 2015.

2. 김상윤·김태유·한설희 외, 『신경인지치료』, 서현사, 2010.

3. 김영범·오태형, 『(치매 및 뇌졸중 환자의 인지기능 향상을 위한) 인지재활훈련』, 학지사, 2015.

4. 박명화·김정란·송준아 외, 『요양보호사 치매전문교육 기본교재』, 국민건강보험공단, 2014.

5. 인지중재치료학회, 「cog-MCI workshop 프로그램」, 인지중재치료학회, 2017.

신체활동 영역

1. 김연수, 「신체활동과 정신건강」, *Hanyang Medical Riview* 2014;34:60-65.

2. 김형섭·김용욱, 「치매의 재활치료 및 비약물치료」, *Geriatric Rehabilitation* 2014;4:29-35.

3. 지영주·김보라, 「한국노인의 신체활동에 영향을 미치는 요인」, *Asia-pacific Journal of Multimedia Services Convergent with Art, Humanities, and Sociology* 2016;6(11):339-346.

4. 한은영·한현정·김혜윤 외, 「치매환자의 치료적 운동전략」, *Dementia and Neurocognitive Disorders* 2012;11:118-123.

통합인지재활 프로그램의 응용

1. 고선규·권정혜, 「기억력 노화와 노인을 위한 기억훈련 프로그램 개관」, 『인지행동치료』 2006;6(1):41-63.

2. 공은숙·김은주, 「통합적 인지훈련프로그램이 노인 인지기능에 미치는 효과」, *Journal of the Korea Contents Association* 2014;14(9): 332-342.

3. 김기웅, 『치매환자와 함께하는 작업요법』, 한국치매협회, 2002.

4. 김동연·김인숙·김태유 외 공저, 한일우 감수, 『치매 예방 및 인지재활 프로그램』, 서현사, 2010.

5. 김선명, 「회상요법을 적용한 집단미술치료가 치매노인의 인지기능, 우울 및 자기표현능력에 미치는 효과」, 『미술치료연구』 2015;22(2):603-634.

6. 김영경·김혜리, 「노년기 인지기능 향상 프로그램의 효과」, *The Korean Journal of Development Psychology* 2015;4:87-108.

7. 김희정·이춘엽·정혜림 외, 「치매노인에게 적용한 복합 중재프로그램의 효과 비교 연구」, 『대한지역사회작업치료학회지』 2015;5(2)11-21.

8. 대한노인정신의학회, 『노인정신의학』, ㈜엠엘커뮤니케이션, 2015.

9. 보건복지부, 『공립치매병원 공공보건의료사업 운영 가이드라인』, 2013.

10. 보건복지부, 『치매거점병원 인지재활프로그램 매뉴얼』, 2012.

11. 선정주, 「치매예방프로그램이 여성독거노인의 인지기능, 우울 및 삶의 질에 미치는 영향」, 전남대학교 간호학과 박사학위논문, 2012.

12. 오미화, 「회상통합인지프로그램이 일반노인에게 미치는 효과」, 광주여자대학교 사회개발대학원 간호학과 석사학위논문, 2016.

13. 이옥균, 「통합인지증진 프로그램이 재가 노인의 인지기능, 우울, 수면양상 및 삶의 질에 미치는 영향」, 강릉 원주대학교 석사학위논문, 2018.

14. 이윤미, 「치매예방 통합프로그램이 경증인지장애 노인의 인지기능, 우울, 자아존중감 및 삶의 질에 미치는 효과」, 기초간호자연과학회 춘계학술대회, 2007.

15. 이윤미·박남희, 「치매예방 통합프로그램이 경증인지 장애노인의 인지기능, 우울, 자아존중감 및 삶의 질에 미치는 효과」, 『성인간호학회지』 2007;19(5)1-11.

16. 장숙희, 「치매예방프로그램의 효과에 관한 연구」, 조선대학교 박사학위논문, 2007.

17. 정원미·박총순, 『고령자 치매를 위한 치료적 활동 인지건강프로그램』, 퍼시픽북스, 2009.

18. 홍정미·노병일, 「재가 치매노인에 대한 회상활동의 우울 감소 효과」, 『예술인문사회융합멀티미디어논문지』, 2017;7(9):483-492.

19. Sylvia Nissenboim·Christine Vroman, 김기웅·정원미 옮김, 우종인 감수, 『알츠하이머병 환자를 위한 긍정적 상호작용 프로그램』, 한국치매협회, 2012.

이 책의 시작, 백세총명학교 이야기

1. 한현정·이소영·손상준·하주원·이지희·김선애, 「인지기능이 저하된 환자에서 그룹음악치료가 정서 및 일상생활능력에 미치는 영향」, 『대한치매학회지』, 2014;13:107-111.

백세까지 총명하게 뇌 건강 인지예술치료

책임기획 김우정, 이소영
지 은 이 명지병원 백세총명치매관리지원센터

펴 낸 날 1판 1쇄 2018년 9월 6일
　　　　　 1판 2쇄 2020년 6월 15일

펴 낸 이 양경철
편집주간 박재영
진　　행 강지예
편　　집 강진홍
디 자 인 박찬희
삽　　화 이향희
사　　진 문지만
운동모델 김진태

펴 낸 곳 힐링앤북

발 행 인 이왕준
발 행 처 ㈜청년의사
출판신고 제2013-000139호(2013년 5월 10일)
주　　소 (04074) 서울시 마포구 독막로 76-1(상수동, 한주빌딩 4층)
전　　화 02-3141-9326
팩　　스 02-703-3916
전자우편 books@docdocdoc.co.kr
홈페이지 www.docbooks.co.kr

ISBN 979-11-950453-5-8 (13510)

책값은 뒤표지에 있습니다.
잘못 만들어진 책은 서점에서 바꾸어 드립니다.